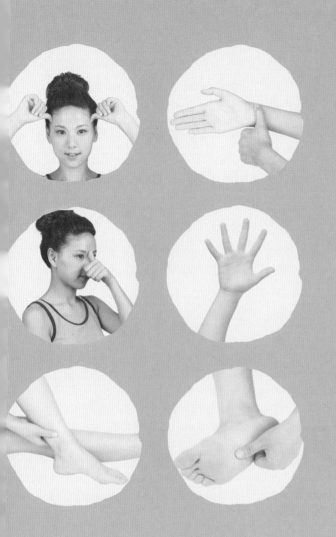

经络穴位

对症按摩彩色图解

洪巧瑜
樊长征
主编

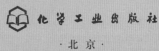
化学工业出版社
·北京·

内容简介

本书阐述穴位按摩、身心调养与健康的关系，力求提炼一种最天然、最经济、最便捷的养生祛病方式，以飨读者，不求工事而求深刻，不为妍丽而为实用。书中介绍了常见精神科疾病、内科疾病、外科疾病、儿科疾病、妇科疾病、男科疾病的穴位按摩和身心调养等，读者日常可以根据身心状态的不适翻阅目录查寻可能的病症，对照其表现、病因进行穴位按摩、身心调养。

图书在版编目（CIP）数据

经络穴位对症按摩彩色图解 / 洪巧瑜，樊长征主编.
北京 ： 化学工业出版社， 2025. 1. -- ISBN 978-7-122
-46747-8

Ⅰ．R224.1-64

中国国家版本馆CIP数据核字第2024WU8939号

责任编辑：李少华　　　　　　　　装帧设计：孙　沁
责任校对：李　爽

出版发行：化学工业出版社
　　　　　（北京市东城区青年湖南街13号　邮政编码100011）
印　　装：天津千鹤文化传播有限公司
710mm×1000mm　1/16　印张14　字数255千字
2025年4月北京第1版第1次印刷

购书咨询：010-64518888　　　　　　售后服务：010-64518899
网　　址：http://www.cip.com.cn
凡购买本书，如有缺损质量问题，本社销售中心负责调换。

定　　价：58.00元　　　　　　　　版权所有　违者必究

本书编写人员

主　　编　洪巧瑜　樊长征

副 主 编　张　路　吴宇峰　马腾宏

　　　　　王　炜　庄　伟

编写人员　樊长征（中国中医科学院西苑医院）

　　　　　冯佳蕾（北京卫生职业学院）

　　　　　高彩霞（化德县中蒙医院）

　　　　　郭鹏川（北京卫生职业学院）

　　　　　洪巧瑜（北京卫生职业学院）

　　　　　金海娜（北京卫生职业学院）

　　　　　李欣怡（北京卫生职业学院）

　　　　　费文婷（北京科技职业大学）

　　　　　马腾宏（北京市丰台区右安门医院）

　　　　　王　炜（北京卫生职业学院）

　　　　　吴宇峰（北京中医药大学）

　　　　　尉海玲（北京卫生职业学院）

　　　　　徐海涛（北京卫生职业学院）

　　　　　肖　然（北京卫生职业学院）

　　　　　杨莹莹（北京卫生职业学院）

　　　　　张　凯（北京卫生职业学院）

　　　　　张　路（中国中医科学院西苑医院）

　　　　　庄　伟（首都医科大学宣武医院）

　　　　　刘峻楠（中国中医科学院西苑医院）

编写说明

我国的穴位按摩和身心调养方法已有数千年历史，自成体系，渗透于中医各科之中，自古以来就有"身心调养""养生保健"的说法，现代人们也应该明白身心调养与健康，在享受高节奏社会生活的同时，明确健康的重要性，能进行身心调养，调出健康。

本书阐述穴位按摩、身心调养与健康的关系，力求提炼一种最天然、最经济、最便捷的养生祛病方式，以飨读者，不求工事而求深刻，不为妍丽而为实用。书中介绍了常见精神科疾病、内科疾病、外科疾病、儿科疾病、妇科疾病、男科疾病的穴位按摩和身心调养等，读者日常可以根据身心状态的不适翻阅目录查寻可能的病症，对照其表现、病因进行穴位按摩、身心调养。

希望本书能够帮助读者了解穴位按摩、身心调养与健康的关系，认识穴位按摩、身心调养对健康的重要性，在生活中能够根据自身身体状态合理调整身体状态，为读者的健康出一份力，同时希望本书能够成为读者朋友修养身心、保持身体健康的借鉴。

本书疗法不能替代医学治疗，仅为穴位按摩、调养身心使用，如无好转请及时就医。

编者
2024 年 9 月

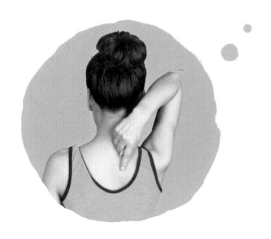

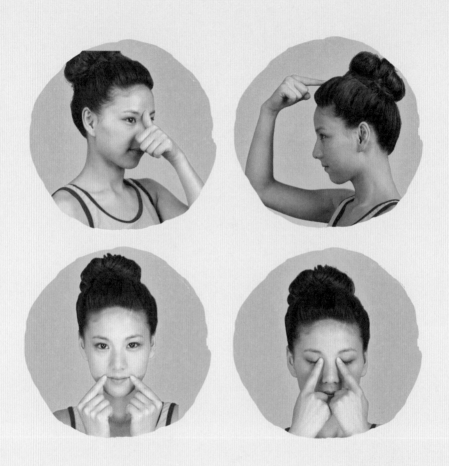

目录

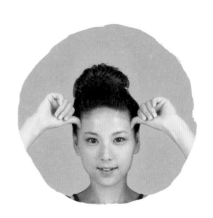

第一章

精神科
常见病症

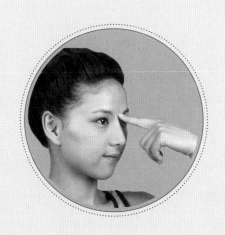

一、情志可致疾病

《黄帝内经》是我国最早的一部医学典籍，初步阐述了中医的整体观，即"人体是以五脏为中心，通过经络和精、气、血、津液把全身组织器官联系在一起，成为统一的整体来维持生命活动"，并提出了情志与气、脏之间的关系。其中，《素问·举痛论》的观点认为，"余知百病生于气，怒则气上，喜则气缓，悲则气消，恐则气下，惊则气乱，思则气结"。《灵枢·寿夭刚柔》言，"忧恐忿怒伤气，气伤脏，乃病脏"。气血逆乱必伤形，神衰导致形伤。任何一种情志情感体验，太过或不及都会影响健康，导致气机紊乱，伤及相应的脏腑，使脏腑的气血阴阳失调。

《黄帝内经》五情论述之外，还有六情、七情的观点，表明中医对于情志造成的压抑心理导致身体脏腑发生病变的深刻认知。其中，《素问·阴阳应象大论》提到"怒伤肝，喜伤心，思伤脾，忧伤肺，恐伤肾"。中医从"天人相应"的角度，把"内伤七情"与"外感六淫"并列为致病之因。"内伤七情"如因所愿不遂而激起愤怒，因喜从天降而喜乐过极，因所思不得而致悲忧，因怀抱不开而致忧思，因平素胆小而突然受到惊吓等。各种不同的原因，都可引发情志活动的改变，情志刺激因素会引起情志病症。其中，致病因素不同，伤及的脏腑也不同，在临床表现上也有很大的差异。

情志导致的病症有以情志异常为主者、有以生理功能障碍为主者，还有既情志异常，生理功能也障碍者。以情志异常为主的临床表现如烦躁易怒、喜怒无常、精神抑郁、悲忧善哭、妄闻妄见、易惊善恐，语无伦次等；以生理功能障碍为主的临床表现如心悸怔忡、失眠多梦、头晕目眩、不思饮食、胸胁满闷、咽中如有物梗阻、神疲乏力、腰膝酸软等。多数情志导致的病症是两种兼有。

二、形损亦可神伤

《灵枢·本神》曰："心气虚则悲，实则笑不休"，"肝气虚则恐，实则怒"。即指因脏腑的病变而产生的心神异常。反之，心神的异常亦可引起脏腑病变。

《素问·举痛论》言:"怒则气上,喜则气缓,悲则气消,恐则气下,寒则气收,惊则气乱,思则气结。"五脏精气的盛衰及其藏泄运动的协调,气血运行的通畅,在情志的产生变化中发挥着基础性作用。若五脏精气、阴阳出现虚实变化及功能紊乱,气机运行失调,则可出现情志的异常变化。

《素问·调经论》说:"血有余则怒,不足则恐。"另一方面,情绪也会影响脏腑精气的生理功能。如外在环境的变化过于强烈,情志过激或持续不解,就可导致脏腑精气阴阳的功能失常、气血运行失调。如大喜大惊伤心,大怒郁怒伤肝,过度忧思伤脾,过度恐惧伤肾等。情志致病范围广泛,其致病规律为始于气,皆为内伤,各有所主。

三、情志养生

早在《黄帝内经》中就有"和喜乐"的记载,强调情志在养生中的重要地位与作用,其后历代医家在论述养生的理论与实践时,也多会提及"情志调理"等相关论述。通过疏畅情志、调养心神等方法,保持人体的心理平衡,从而达到身体健康、延年益寿的目的。

当代社会,人们已进入"情绪负重的非常时代",由情志因素引起的身心疾患已成为多发病和流行病,如心脑血管疾病、高血压、胃溃疡、哮喘、糖尿病、肿瘤等。

心理保健思想正逐渐引起人们的重视,而情志养生也越来越受到人们的推崇。养生先养心,就养生而言,下士养身,中士养气,上士养心。养心是养生的最高境界,是养生的核心和关键。

养生之道,自古有之,养生的第一要务便是养心。医圣张仲景所提倡的"养神畅志,立志修德"养生法,就是对"养生先养心"的精辟论述。《黄帝内经》中提到:"恬淡虚无,真气从之,精神内守,病安从来?"心态平和则正气存内,那么抵御外邪的能力就强,就能够保证人体的身心健康,这也强调了养心的重要作用。

第一节 / 精神紧张

精神紧张是一种常见的"文明病",是人的机体对现代生活节奏加快、竞争压力大等刺激所作出的反应,会导致体内一些激素的分泌失去平衡、心率加快、血压升高、新陈代谢加快或减慢等表现。

一、表现

精神紧张者常表现为心率增快、血压升高、尿频、多语等症状。短期精神紧张者会出现情绪亢奋或躁动、活动力增加、身心能量损耗较快等。长期紧张者会出现忧郁或烦闷情绪、身心能量耗竭、免疫力下降、思考与记忆力减退、心率加快、血压升高等;头晕、心悸、心慌等;食欲不振、消化不良,肠胃失调,如溃疡;四肢乏力、容易疲劳;经常头痛,特别是偏头痛;肌肉紧张、疼痛;睡眠质量差,失眠、多梦;罹患心身疾病,例如肾功能损害、糖尿病及低血糖症、心脏病、胃病、头晕目眩、中风等。

二、按摩

(一) 选穴

印堂、神庭、太阳、百会、风池。

(二) 定位

穴位	定位
印堂	在人体前额部,当两眉头间连线与前正中线之交点处
神庭	前发际正中直上5分
太阳	颞部,眉梢与目外眦之间,向后约一横指的凹陷处
百会	后发际正中上7寸,当两耳尖直上,头顶正中
风池	位于项部,当枕骨之下,与风府穴相平,胸锁乳突肌与斜方肌上端之间的凹陷处

（三）手法操作

1
　　头部放松准备： 按摩者先将双手搓热，用双手手指和手掌左右擦动面颊，由上而下 50 次。从前额向后梳理 10 次，后用梳子从耳前两鬓向头顶正中做梳理动作 10 次，再用其中一手手掌心轻摩头顶部 10 次，所有动作重复多次。

2
　　面部按摩： 先用双手拇指交替推印堂至神庭，再经额前分推印堂至太阳，然后以大鱼际侧部分推前额至头两侧。

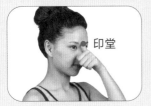
印堂
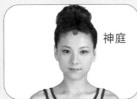
神庭
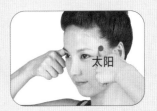
太阳

3
　　头颈部按摩： 五指分开，由被按摩者发际推擦至百会 5 ～ 6 次，每次间隔 5 ～ 10 秒，反复操作数次，后单手指在百会穴上轻揉 20 秒；再用双手中指按压风池穴，持续 20 秒，后顺时针按揉 20 次，从风池向下沿着颈椎推擦至肩部，重复 30 次；最后用双手指端有节奏地轻叩击头顶部，做 30 ～ 50 次。

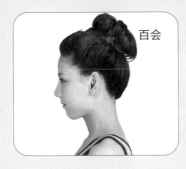
百会
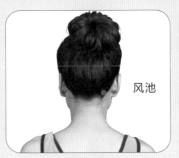
风池

三、身心调养

　　1. 坚持做放松运动、松弛训练。如躺在床上，在眼睛上盖一条叠起的毛巾，然后全身放松，试着不去想任何事情，如此坚持10分钟。

2. 在生活上，乐于助人，真诚相处，待人诚实坦荡。这样可使自己每天保持良好的心态，处于较好的精神状态。

3. 听听轻松的音乐。

4. 健康开怀地大笑是消除精神紧张的最好办法，也是一种十分愉快的发泄方法。

5. 适度补充维生素C、B族维生素等。维生素C是缓和日常紧张情绪的理想物质，每天早晨和中午各服用适量的维生素C对保持良好的心境非常有益；B族维生素能维持精神平衡，可以多吃一些富含B族维生素的食物，如动物肝脏、全麦面包等。

6. 保持一定的体育活动。适当的体育锻炼，能使机体中枢神经处于相对紧张的状态，有益于身体健康和精神放松。

第二节 / 精神疲劳

> 精神疲劳是指因工作繁忙、精神紧张、用脑过度及睡眠不足等引起头昏脑涨、全身酸软、精神不振、工作效率下降的一种综合表现。

一、表现

精神疲劳的主要表现是头昏脑涨、全身酸软、精神不振、精力下降，动作迟缓、工作效率下降。有时可见头痛、耳鸣、周身乏力、注意力不集中、兴趣变淡、烦躁、懒于交往、易感疲劳、健忘、记忆下降等表现。

二、按摩

（一）选穴

印堂、太阳、百会、大椎、神门、内关、中脘、三阴交。

——（二）定位 ——

穴位	定位
印堂	在人体前额部，当两眉头间连线与前正中线之交点处
太阳	颞部，眉梢与目外眦之间，向后约一横指的凹陷处
百会	后发际正中上7寸，当两耳尖直上，头顶正中
大椎	正坐低头，位于颈部下端，第7颈椎棘突下凹陷中
神门	腕横纹尺侧端，尺侧腕屈肌腱的桡侧凹陷处
内关	腕横纹上2寸，掌长肌腱与桡侧腕屈肌腱之间
中脘	脐中上4寸
三阴交	在内踝尖直上3寸，胫骨后缘

——（三）手法操作 ——

1 **按摩准备**：精神疲劳以按摩头部及相关穴位为主，手法宜轻、缓、稳。不宜多变换体位。按摩环境要安静，以能使被按摩者入睡为佳。

2 **面部按摩**：按摩者用双手大鱼际轻轻缓推印堂至发际，再向两侧分开推摩至太阳穴 8～10 次，每次之间停顿 5～10 秒。

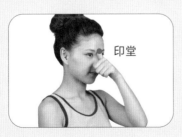
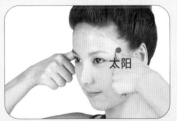

3 **头颈部按摩**：五指分开，由被按摩者发际推擦至百会 5～6 次，每次同

样间隔 5 ~ 10 秒，反复操作数次。点按大椎穴 30 次，用力由轻到重，以被按摩者不感觉疼痛为度，停顿片刻再慢慢抬手松开。

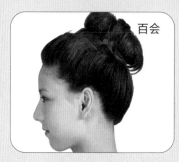
百会

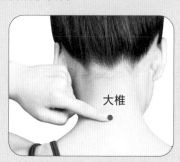
大椎

4 　**腹部按摩：**点按中脘穴 30 次，力度以被按摩者能接受为度。

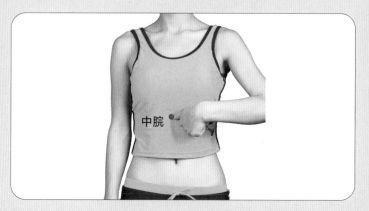
中脘

5 　**四肢按摩：**点按内关、神门、三阴交穴，用力由轻到重，以被按摩者不感觉疼痛为度，停顿片刻再慢慢抬手松开，每穴点后停顿 5 ~ 10 秒，如被按摩者入睡，可停止操作。

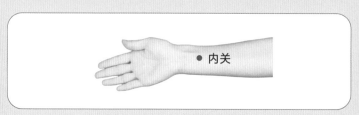
内关

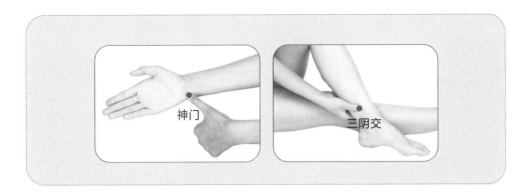

神门

三阴交

6
　　按摩后注意： 如仍未入睡，可让被按摩者取俯卧位，轻摩背部或小腿后部肌肉，力度逐渐减轻，间隔时间逐渐延长，至被按摩者入睡为止。

三、身心调养

　　1. 睡足睡好，休息好，则免疫功能增强、加快康复。
　　2. 合理安排饮食，摄入足量的维生素和铁质，多喝水和果汁，还需要摄取纤维素，确保肠胃畅通。避免难消化的食品如油炸食品、咖啡、茶及精面粉制品等。

第三节 / 心烦失眠

　　　　心烦失眠是以心中烦躁不安、夜不能寝为特征的一组症状，常与精神情志因素有关。保健治疗重在滋养心脾、宁心安神、疏肝理气、交通心肾、补阴泻阳。

一、表现

　　心烦失眠的主要表现是心中烦躁，夜不能寝，常见情绪不宁、失眠多梦、头晕脑涨、体倦神疲、健忘耳鸣、心悸不安、腰酸梦遗或神情恍惚、善太息、胸胁胀痛、腹胀纳呆等种种表现。失眠的病情轻重不一，轻者有入睡困难、睡而易醒、醒后不能再睡、时睡时醒等不同表现，严重者则整夜不能入睡。

二、按摩

（一）选穴

心俞、脾俞、内关、神门。

（二）定位

穴位	定位
心俞	在背部，第5胸椎棘突下，后正中线旁开1.5寸
脾俞	在背部，当第11胸椎棘突下，后正中线旁开1.5寸
内关	腕横纹上2寸，掌长肌腱与桡侧腕屈肌腱之间
神门	腕横纹尺侧端，尺侧腕屈肌腱的桡侧凹陷处

（三）手法操作

1

背部按摩：被按摩者俯卧，按摩者以单手掌推背部，拇指或掌根拨揉夹脊，肘尖轻按压背俞诸穴。按摩者双手拇指按顺时针方向分别按揉心俞、脾俞穴2分钟，以局部感觉酸胀、发热为佳。

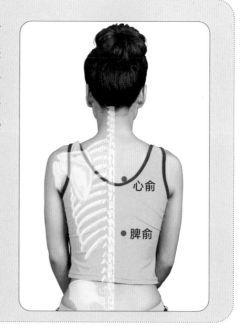

2

手臂按摩： 按摩者用右手托住被按摩者前臂，左手拇指点按内关穴 2 分钟，以酸胀感向腕部和手放散为佳；按摩者用一手拇指掐住被按摩者神门穴约 2 分钟，至感觉酸胀为止，左右手交替进行。

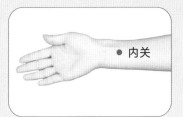
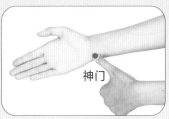

三、身心调养

1. 本症除按摩外，还应配合心理疏导，消除烦恼，避免情绪激动，睡前不吸烟、不饮酒、不饮浓茶。

2. 不要总熬夜，晚上 11 点至凌晨 3 点是肝胆的最佳排毒时间，需熟睡，早睡早起，养成一个良好的睡眠习惯。

3. 睡前不要喝咖啡、浓茶及吸烟，这些物质对入眠有一定的负面影响，可以喝些牛奶、淡淡的绿茶。

4. 睡前可以用微烫的热水泡泡脚，至额头微有汗出为佳。

5. 睡前可以把手叠放在小腹上，采用腹式呼吸，把注意力转移到小腹，可以配合默念数数，能够很快地入睡，而且还有瘦腹的功效。

6. 经常食用红枣、薏米、玉米、小米等补气血的食物。

第四节 / 神经衰弱

神经衰弱属于神经官能症的一种类型，是由于长期处于紧张和压力下，出现精神易兴奋和脑力易疲乏现象，常伴有易烦恼、易激惹、睡眠障碍、肌肉紧张性疼痛等。这些症状不能归于脑、躯体疾病及其他精神疾病。症状时轻时重，波动与心理社会因素有关，病程多迁延。

一、表现

神经衰弱主要表现为乏力且容易疲劳；注意力难以集中；记忆不佳，常忘事；不论进行脑力或体力活动，稍久即感疲乏；对刺激过度敏感，如对声、光刺激或细微的躯体不适特别敏感。

二、按摩

（一）选穴

百会、印堂、太阳、风府、神门、合谷、足三里、三阴交、太溪、涌泉。

（二）定位

穴位	定位
百会	后发际正中直上7寸，当两耳尖直上，头顶正中
印堂	在人体前额部，当两眉头间连线与前正中线之交点处
太阳	颞部，眉梢与目外眦之间，向后约一横指的凹陷处
风府	在后发际正中直上1寸处
神门	腕横纹尺侧端，尺侧腕屈肌腱的桡侧凹陷处
合谷	在手背，第2掌骨桡侧的中点处
足三里	位于小腿外侧，犊鼻下3寸，犊鼻与解溪连线上
三阴交	在内踝尖直上3寸，胫骨后缘
太溪	在足踝区，内踝尖与跟腱之间的凹陷处
涌泉	在足底部，蜷足时足前部凹陷处

（三）手法操作

1 **头面部按摩：** 分别以百会、印堂穴为中心，以单手掌为着力点，做大幅度揉动，顺时针、逆时针各81次；再分别以太阳穴、风府穴为中心，以双手掌做大幅度揉动，顺时针、逆时针各 81 次；后以单手五指指尖，从印堂穴到风府穴沿大脑中线做来回划动 81 次，轻柔些，千万别划伤皮肤。

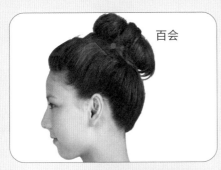

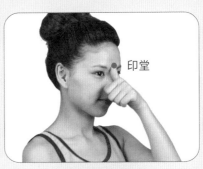

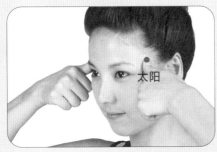

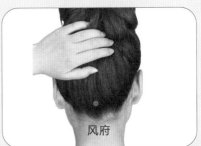

2 **上肢按摩：**掐按神门、合谷各 50 次，力度以感觉酸痛为宜。

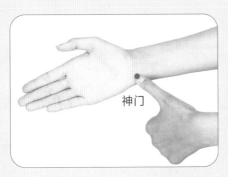

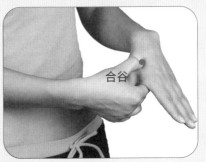

3 **下肢按摩：**按压足三里、三阴交、太溪各 50 次，力度适中；后搓揉涌泉穴 100 次，以有热感为佳。

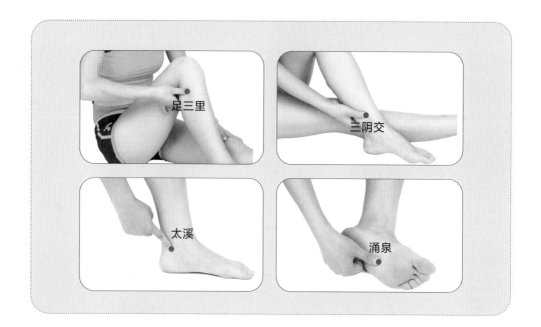

三、身心调养

1. 此病的治疗原则是在详细检查排除器质性疾病后，应用心理治疗、行为疗法、配合药物及物理治疗，可以获得较好的疗效。

2. 抗焦虑、抗抑郁药物可改善患者的焦虑和抑郁，也可使肌肉放松，消除一些躯体不适感。

3. 按摩为辅助疗法，还应配合心理疏导，消除烦恼，避免情绪激动，支持性和解释性的心理治疗可帮助患者认识疾病的性质和消除继发焦虑。

4. 体育锻炼，旅游疗养，调整不合理的学习、工作方式等也不失为一种摆脱烦恼处境，做到有张有弛、劳逸结合，改善紧张状态、缓解精神压力的好方法。

5. 睡前不吸烟、不饮酒、不饮浓茶。

第五节 / 健忘

健忘是指记忆力差、遇事易忘的症状。多因心脾亏损，年老精气不足，或瘀痰阻痹等所致。常见于神劳、脑萎缩、头部创伤、中毒等脑系为主的疾病之中。

一、表现

（一）认真回答以下问题可以检验你是否健忘

1. 经常忘记电话号码或人的姓名。

2. 有时已经发生的事情，短时间内却无法回忆起细节。

3. 几天前听到的话都忘了。

4. 很久以前曾经能熟练进行的工作，现在重新学习起来有困难。

5. 反复进行的日常生活发生变化时，一时难以适应。

6. 配偶生日、结婚纪念日等重要的事情总是忘记。

7. 对同一个人经常重复相同的话。

8. 不管什么事做过就忘了。

9. 忘记约会。

10. 说话时突然忘了说的是什么。

11. 忘记吃药时间。

12. 买许多东西时总是漏掉一两件没买。

13. 忘记关煤气而把饭菜烧煳。

14. 反复提相同的问题。

15. 记不清某件事情是否做过，例如锁门、关电源。

16. 忘记应该带走或带来的东西。

17. 说话时突然不知如何表达。

18. 忘记把东西放在哪里。

19. 曾经去过的地方再去却找不到路。

20. 物品在经常被放置的地方找不到，却在想不到的地方找到了。

（二）回答了以上问题，可以大体知道自己的健忘程度

1.（符合 0~5 个）正常。偶尔有些琐事想不起来，这只是极轻微的记忆力减退，没必要浪费时间来担心这个问题。

2.（符合 6～14 个）轻微的健忘症。很多怀疑自己得了严重健忘症的人大多数处于这个阶段。轻微的健忘症多数人都有，不必有太大的心理压力，但应注意调整，戒烟酒，补充维生素。

3.（符合 15～20 个）严重的健忘症。应找专家问诊，寻找恰当方法治疗。

二、按摩

（一）选穴

太阳、百会、四神聪、风池、印堂、四白、委中、涌泉。

（二）定位

穴位	定位
太阳	颞部，眉梢与目外眦之间，向后约一横指的凹陷处
百会	后发际正中直上7寸，当两耳尖直上，头顶正中
四神聪	百会穴前后左右各1寸，共4穴
风池	位于颈部，当枕骨之下，与风府穴相平，胸锁乳突肌与斜方肌上端之间的凹陷处
印堂	在人体前额部，当两眉头间连线与前正中线之交点处
四白	双眼平视时，瞳孔正中央下约2厘米处(或目正视，瞳孔直下，当眶下孔凹陷处)
委中	在膝后区，腘横纹中点
涌泉	在足底部，蜷足时足前部凹陷处

（三）手法操作

1

按摩前放松： 坐正，闭目静默 2～3 分钟，全身放松，调匀呼吸，保持心率平稳，做好按摩前准备。双手五指自然屈曲，从前额发际垂直叩击至后发际，做 50 次。双手手指自然屈曲，拇指置于太阳穴，其余四指置于同侧眉部上方，双手用力向上推，做梳头动作，做 50 次。

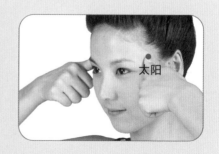
太阳

2 　　**头部按摩**：用手掌或中指按摩头顶中央的百会穴，每次按顺时针和逆时针两个方向按摩 100 次；后点按四神聪、风池穴，力度适宜。

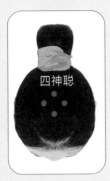
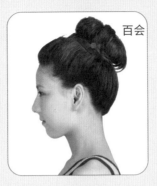
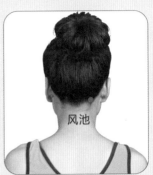

3 　　**面部按摩**：用食指微弯曲按摩印堂穴，力度适宜；用双手食指按摩四白穴，注意按揉时，手指不要移动，按揉面不要太大，力度适宜。

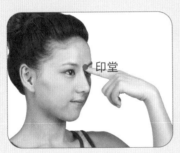
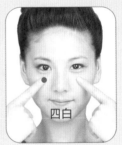

4 　　**下肢按摩**：按摩委中穴，用拇指指尖按摩此穴位，力度适宜。

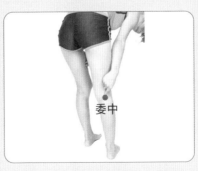

5

按揉足底大脑反射区（足底拇趾趾腹）： 主要按揉脚拇趾中部，采用大拇指屈指握掌法，由脚拇趾趾端向足跟端刮压，力度适宜；推搓涌泉穴，四指微曲按揉，直至微微发热。

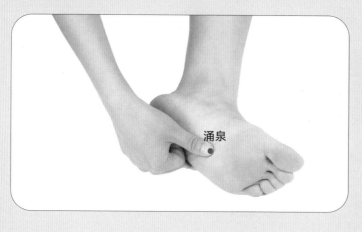

涌泉

三、身心调养

本症除按摩外，还应配合心理疏导，消除烦恼，避免情绪激动，睡前不吸烟、不饮酒、不饮浓茶。

1. 勤于用脑：勤奋地工作和学习往往可以使人的记忆力保持良好的状态。

2. 保持良好情绪：良好的情绪有利于神经系统与各器官、系统的协调统一，使机体的生理代谢处于最佳状态，从而反射性地增强大脑细胞的活力，对提高记忆力颇有裨益。

3. 经常参加体育锻炼：体育运动能调节和改善大脑的兴奋与抑制过程，能促进脑细胞代谢，使大脑功能得以充分发挥，延缓大脑老化。

4. 养成良好的生活习惯：大脑中一贯存在着管理时间的神经中枢，即所谓的生物钟，工作、学习、活动、娱乐以及饮食要有一定的规律，以免造成生物钟的紊乱、失调。尤其要保证睡眠的质量和时间，睡眠可使脑细胞处于抑制状态，消耗的能量得到补充。

从饮食方面来讲，造成记忆力低下的元凶是甜食和咸食，而多吃维生素、矿物质、纤维素丰富的蔬菜和水果可以提高记忆力。

5. 由疾病引起的器质性健忘，应及时治疗原发病，同时加强思维和体育锻炼。

6. 避免为了增强记忆效果，大量服用强身补品或补脑药物，也有人想借助烟、酒、浓茶、咖啡来克服健忘，这些都是不可取的，对身体健康往往也是弊大于利。

第六节 ／ 抑郁

抑郁是指以心境低落为主的精神状态，常伴有各种症状，如焦虑、无价值感、无助感、绝望感、自杀观念、意志减退，及各种躯体症状和生理功能障碍（如失眠）。抑郁是许多疾病的主要或重要表现。

一、表现

表现为闷闷不乐或悲痛欲绝，持续至少 2 周。另外，还需伴有下述症状中的 4 项以上：

1. 对日常生活丧失兴趣，无愉快感。
2. 精力明显减退，无原因的持续疲乏感。
3. 自信心下降或自卑，或有内疚感。
4. 失眠、早醒或睡眠过多。
5. 食欲不振，体重明显减轻。
6. 有自杀的观念或行为。
7. 性欲明显减退。
8. 注意力集中困难或下降。
9. 联想困难，自觉思考能力显著下降。

抑郁心境一天中有较大波动，常以早上最重，然后逐渐减轻，到晚上最轻。

二、按摩

（一）选穴

天柱、肩井、膻中、中脘、神门、鱼际、足三里、丰隆、三阴交、太冲、印堂、四神聪。

（二）定位

穴位	定位
天柱	后发际正中旁开1.3寸
肩井	大椎与肩峰端连线的中点上，前直对乳中
膻中	平第4肋间隙，两乳头连线的中点
中脘	在上腹部，脐中上4寸，前正中线上
神门	腕横纹尺侧端，尺侧腕屈肌腱的桡侧凹陷处
鱼际	第1掌骨中点赤白肉际处
足三里	位于小腿外侧，犊鼻下3寸，犊鼻与解溪连线上
丰隆	人体的小腿前外侧，外踝尖上8寸，距胫骨前缘外侧1.5寸
三阴交	在内踝尖直上3寸，胫骨后缘
太冲	足背侧，当第1跖骨间隙的后方凹陷处
印堂	在人体前额部，当两眉头间连线与前正中线之交点处
四神聪	百会穴前后左右各1寸，共4穴

（三）手法操作

1

按摩前放松：轻拍背部，从上到下 5 分钟。

2

头背部按摩：取天柱、肩井穴，每穴各点压 60 次。

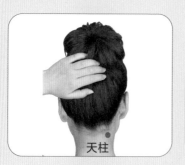

天柱

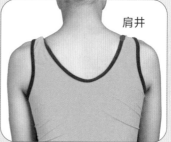

肩井

3

胸腹部按摩：取膻中、中脘穴，每穴各点压 60 次。

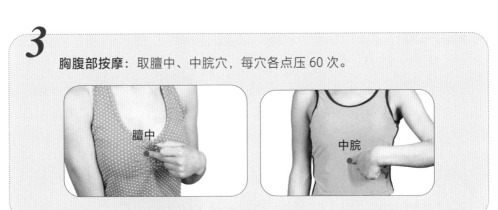

4

上肢按摩：取神门、鱼际穴，每穴各点压 60 次。

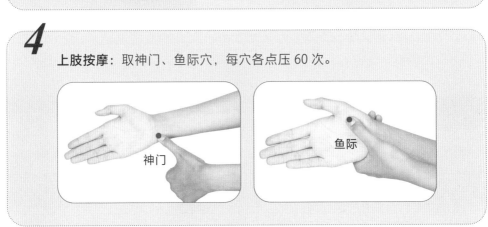

5

下肢按摩：取足三里、丰隆、三阴交、太冲穴，从上到下每穴各点压 60 次。

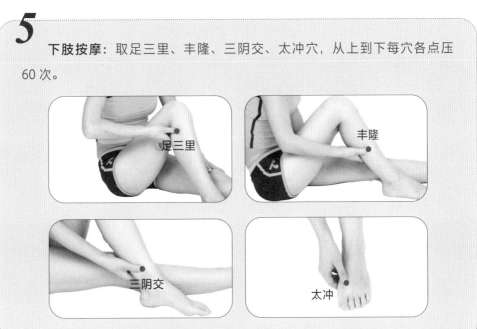

6

失眠者加穴位按摩： 加印堂、四神聪穴。每穴点压 60 次。

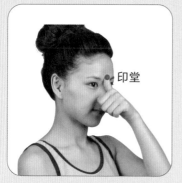
印堂

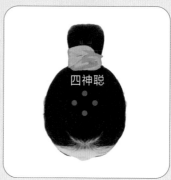
四神聪

三、身心调养

1. 不找借口，许多抑郁者都有程度不同的观念和认知的偏差，如果愿意改变自己的观念，不再寻找借口，防止情志内伤，抑郁的情绪就能够得到控制。

2. 相信他人，这对摆脱抑郁情绪的折磨十分重要。

3. 倾诉烦恼，去寻找能和自己推心置腹谈心的人，不妨在家庭和同事的圈子外去寻找知心的朋友，没有利害冲突，不会因为向他们透露了某些事情而感到惴惴不安。

4. 敢于尝试，日常的锻炼可以增强体质，提高生理以至心理的活跃性。除了日常锻炼以外，安排一些具有挑战性的事情做，学一样新东西，坚持学下去，情绪就会好转。

5. 适当宣泄，因小事而急躁，就找一种发泄的办法；然后平和起来，保持精力，以准备大事临头时应付。一些小小的烦恼如果不宣泄出来，便会堆积成一种长期的积愤，到大事到来时便难以自制。

第二章
内科
常见病症

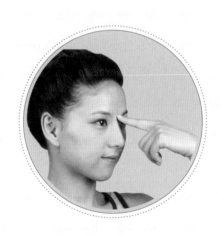

中医学的理论体系有两个基本特点，一是整体观念，二是辨证论治。人体为一整体，内科病症的康复与治疗离不开中医学整体观念和辨证论治理论的指导。

一、整体观念

整体就是统一性和完整性。中医学非常重视人体本身的统一性、完整性及其与自然界的相互关系，认为人体是一个有机的整体，构成人体的各个组成部分之间在结构上不可分割，在功能上相互协调、互为补充，在病理上则相互影响。而且人体与自然界也是密不可分的，自然界的变化随时影响着人体，人类在能动地适应自然和改造自然的过程中维持着正常的生命活动。这种机体自身整体性和内环境统一性的思想即整体观念。整体观念是中国古代唯物论和辩证思想在中医学中的体现；它贯穿于中医学的生理、病理、诊法、辨证和治疗等各个方面。

（一）人体是一个有机的整体

人体是由若干脏腑、组织和器官所组成的。每个脏腑、组织或器官各有其独特的生理功能，而这些不同的功能又都是人体整体活动的一个组成部分，这就决定了人体内部的统一性。也就是说，人体各个组成部分之间，在结构上是不可分割的，在生理上是相互联系、相互支持而又相互制约的，在病理上也是相互影响的。人体的这种统一性，是以五脏为中心，配以六腑，通过经络系统"内属于腑脏，外络于肢节"的作用而实现的。五脏是代表着整个人体的五个系统，人体所有器官都可以包括在这个系统之中。人体以五脏为中心，通过经络系统，把六腑、五体、五官、九窍、四肢百骸等全身组织器官联系成有机的整体，并通过精、气、血、津液的作用，完成机体统一的机能活动。

中医学在整体观念指导下，认为人体正常的生理活动一方面依靠各脏腑组织发挥自己的功能作用，另一方面则又要靠脏腑组织之间相辅相成的协同作用和相反相成的制约作用，才能维持其生理上的平衡。每个脏腑都有其各自不同的功能，但又是在整体活动下的分工合作、有机配合，这就是人体局部与整体的统一。

在认识和分析疾病的病理状况时，中医学也是首先从整体出发，将重点放在局部病变引起的整体病理变化上，并把局部病理变化与整体病理反应统一起来。一般来说，人体某一局部的病理变化，往往与全身的脏腑、气血、阴阳的盛衰有关。由于脏腑、组织和器官在生理、病理上的相互联系和相互影响，因而就决定了在诊治疾病时，可以通过面色、形体、舌象、脉象等外在的变化，来了解和判断其内在的病变，以作出正确的诊断，从而进行适当的治疗。

人体是一个有机的整体，在治疗局部病变时，也必须从整体出发，采取适当的措施。如，心开窍于舌，心与小肠相表里，所以可用清心热泻小肠火的方法治疗口舌糜烂。

（二）人与自然界具有统一性

人类生活在自然界中，自然界存在着人类赖以生存的必要条件。同时，自然界的变化又可以直接或间接地影响人体，而机体则相应地产生反应，属于生理范围内的，即是生理的适应性；超越了这个范围，即是病理性反应。这种人与自然相统一的特点被中国古代学者称为"天人合一"。

春温、夏热、长夏湿、秋燥、冬寒，表示一年中气候变化的一般规律。生物在这种气候变化的影响下，就会有春生、夏长、长夏化、秋收、冬藏等相应的适应性变化。人体也与之相适应，如春夏阳气发泄，气血容易趋向于体表，表现为皮肤松弛、腠理开、汗多；而秋冬季阳气收藏，气血容易趋向于里，表现为皮肤致密、少汗多尿的变化。人体的脉象也有春弦、夏洪、秋浮、冬沉的不同。许多疾病的发生、发展和变化也与季节变化密切相关，如春季常见温病，夏季多发中暑，秋季常见燥证，冬季多有伤寒。

在昼夜晨昏的变化过程中，人体也必须与之相适应。白昼为阳，夜晚为阴，人体也是早晨阳气初生，中午阳气隆盛，到了夜晚则阳气内敛，便于人体休息，恢复精力。许多疾病的发病时间及引起死亡的时间也是有一定规律的。如研究表明，五脏衰竭所致死亡的高峰时间在下半夜至黎明前，春夏季时期急性心肌梗死多发生在子时至巳时，而秋冬季，该病的发作多在午时至亥时。此外据观察，人的脉搏、体温、耗氧量、二氧化碳的释放量、激素的分泌等，都具有 24 小时的节律变化。

根据中医运气学说，气候有着十二年和六十年的周期性变化，因而人体的发病也会受其影响。近年来，科学家们发现这种十二年或六十年的变化规律与太阳黑子活动周期（11 年或 12 年）有关。太阳黑子的活动会使太阳光辐射产生周期性变化，并强烈干扰地磁，改变气候，从而对人体的生理、病理产生影响。

因为地域的差异，人们的生活习惯和身体状况也有很大不同。如江南多湿热，人体腠理多疏松；北方多燥寒，人体腠理多致密。因此每个地区也各有其特有的地方病。甚至不同地区人们的平均寿命也有很大的差别。早在两千多年前，中国古代医家就对此有所认识，在《素问》中就这个问题作了较详尽的论述。如《素问·五常政大论》说："高者其气寿，下者其气天，地之小大异也，小者小异，大者大异。故治病者，必明天道地理。"

正是由于人体本身的统一性及人与自然界之间存在着既对立又统一的关系，所以对待疾病因时、因地、因人制宜，就成为中医治疗学上的重要原则。因此在对病人作诊断和决定治疗方案时，必须注意分析和考虑外在环境与人体情况的有机联系以及人体局部病变与全身情况的有机联系，这就是中医学的重要特点即整体观念。

二、辨证论治

辨证论治是中医认识疾病和治疗疾病的基本原则，是中医学对疾病的一种特殊的研究和处理方法。

证，是机体在疾病发展过程中的某一阶段的病理概括。由于它包括了病变的部位、原因、性质，以及邪正关系，反映出疾病发展过程中某一阶段的病理变化的本质，因而它比症状更全面、更深刻、更正确地揭示了疾病的本质。

"辨证"就是把四诊（望诊、闻诊、问诊、切诊）所收集的资料、症状和体征，通过分析、综合，辨清疾病的病因、性质、部位，以及邪正之间的关系，概括、判断为某种性质的证。论治，又称为"施治"，即根据辨证的结果，确定相应的治疗方法。辨证是决定治疗的前提和依据，论治是治疗疾病的手段和方法。通过辨证论治的效果可以检验辨证论治的正确与否。辨证论治的过程，就是认识疾病和解决疾病的过程。辨证和论治，是诊治疾病过程中相互联系不可分割的两个方面，是理论和实践相结合的体现，是理法方药在临床上的具体运用，是指导中医临床的基本原则。

中医临床认识和治疗疾病，既辨病又辨证，但主要不是着眼于"病"的异同，而是将重点放在"证"的区别上，通过辨证而进一步认识疾病。辨证与那种对于头痛给予止痛药、对于发热给予退烧药，仅针对某一症状采取具体对策的对症治疗完全不同，也根本不同于用同样的方药治疗所有患同一疾病的患者的单纯辨病治疗。

中医认为，同一疾病在不同的发展阶段，可以出现不同的证型；而不同的疾病在其发展过程中又可能出现同样的证型。因此在治疗疾病时就可以分别采取"同病异治"或"异病同治"的原则。"同病异治"即对同一疾病不同阶段出现的不同证型，采用不同的治法。例如，麻疹初期，疹未出透时，应当用发表透疹的治疗方法；麻疹中期通常肺热明显，治疗则须清解肺热；而至麻疹后期，多有余热未尽，伤及肺阴胃阴，此时治疗则应以养阴清热为主。"异病同治"是指不同的疾病在发展过程中出现性质相同的证型，因而可以采用同样的治疗方法。比如，心律失常与闭经是两种完全不同的疾病，但均可出现血瘀的证型，治疗都可用血府逐瘀汤进行活血化瘀。这种针对疾病发展过程中不同质的矛盾用不同的方法去解决的原则，正是辨证论治实质的体现。

第一节 / 头痛

头痛的程度有轻有重，疼痛时间有长有短。疼痛形式多种多样，常见胀痛、闷痛、撕裂样痛、电击样疼痛、针刺样痛等，头痛依据程度产生不同危害，病情严重可使被按摩者丧失生活和工作能力。

一、表现

头痛常表现为头痛且胀，或面红耳赤，口渴欲饮，或伴眩晕，心烦易怒，口苦不眠，或身心紧张、头晕乏力，有时伴有跳痛，有时表现为停止工作头痛反而更明显。

二、按摩

（一）选穴

印堂、神庭、太阳、头维、风池、风府、太冲。

（二）定位

穴位	定位
印堂	在人体前额部，当两眉头间连线与前正中线之交点处
神庭	前发际正中直上0.5寸
太阳	颞部，眉梢与目外眦之间，向后约一横指的凹陷处
头维	当额角发际上0.5寸，头正中线旁，距神庭4.5寸
风池	位于项部，当枕骨之下，与风府穴相平，胸锁乳突肌与斜方肌上端之间的凹陷处
风府	在后发际正中直上1寸处
太冲	足背侧，第一二趾跖骨连接部前方凹陷中

（三）手法操作

1 **头面部按摩：** 先用双手拇指交替推印堂至神庭，再经额前分推印堂至太阳，然后用拇指点太阳、按头维、拿揉风池、压风府。

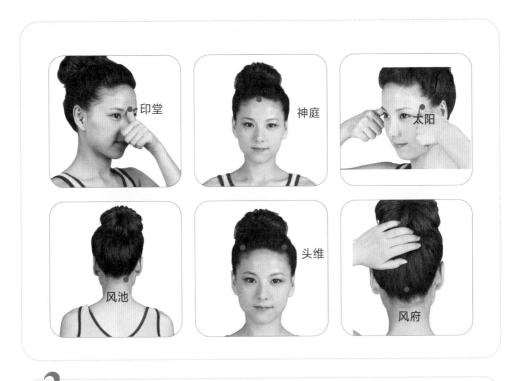

2

下肢按摩： 按摩太冲穴 5 分钟。

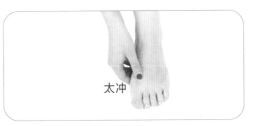

三、身心调养

1. 手法宜轻柔缓和、力量适中、干净利落，手掌不能紧贴面部及眼睛，不可用猛力、暴力，以免擦破皮肤。高血压或眩晕症患者按摩时须采用仰卧位。

2. 头痛患者应减少巧克力、乳酪、酒、咖啡、茶叶等易诱发疼痛的食物。同时饮食应清淡，忌辛辣刺激、生冷的食物，发作期应禁食火腿、干奶酪、保存过久的野味等食物。

3. 保持心情舒畅，防止情绪紧张、焦虑、愤怒。注意劳逸结合，避免过度疲劳，保证充分的睡眠时间，避免熬夜。

4. 避免眼睛疲劳，不要在过强或太弱的灯光下阅读，长时间用眼，要让眼睛得到休息，戴眼镜者经常验光，以确保眼镜度数合适。

5. 保持正确的睡眠和坐立姿势，积极预防颈椎病，颈椎病也是引起头痛的一个重要原因。

6. 注意保暖，加强体育锻炼，抵御外邪侵袭。睡觉时头部避免吹风，避免头发未干时睡觉。

第二节 / 鼻塞不通

鼻炎即鼻腔炎性疾病，是病毒、细菌、变应原、各种理化因子以及某些全身性疾病引起的鼻腔黏膜的炎症。鼻炎的主要病理改变是鼻腔黏膜充血、肿胀、渗出、增生、萎缩或坏死等。鼻塞不通是鼻炎临床表现中的一种症状，指鼻窍交替堵塞、通气困难，是感冒最常见的一个症状，有时也可见于其他慢性鼻病。

一、表现

本症主要表现为鼻窍不利和鼻涕较多。鼻塞不通时可见鼻黏膜肿胀淡红，常伴声音重浊、张口呼吸、嗅觉欠佳及伤风感冒症状。由于鼻塞，间或有嗅觉减退、头痛、头昏、说话呈闭塞性鼻音等症状；继发感染可出现脓性分泌物。

鼻塞有两大特点，一是间歇性，即在白天、天热、劳动或运动时鼻塞减轻，而夜间、静坐或寒冷时鼻塞加重；二是交替性，如侧卧时，居下侧之鼻腔阻塞，上侧鼻腔通气良好。

二、按摩

（一）选穴

攒竹、睛明、迎香、百会、印堂、头维、太阳、风池、风门、肺俞、大椎、曲池、列缺、合谷。

（二）定位

穴位	定位
攒竹	在面部，眉头凹陷中，额切际处
睛明	目内眦角稍上方凹陷处
迎香	在鼻翼外缘中点旁开，当鼻唇沟中
百会	后发际正中直上7寸，当两耳尖直上，头顶正中
印堂	在人体前额部，当两眉头间连线与前正中线之交点处
头维	当额角发际上0.5寸，头正中线旁，距神庭4.5寸
太阳	颞部，眉梢与目外眦之间，向后约一横指的凹陷处
风池	位于项部，当枕骨之下，与风府穴相平，胸锁乳突肌与斜方肌上端之间的凹陷处
风门	位于背部，当第2胸椎棘突下，旁开1.5寸
肺俞	在脊柱区，第3胸椎棘突下，后正中线旁开1.5寸
大椎	正坐低头，位于颈部下端，第7颈椎棘突下凹陷中
曲池	屈肘成直角，当肘弯横纹尽头处
列缺	以左右两手虎口交叉，一手食指押在另一手的桡骨茎突上，当食指尖到达之凹陷处取穴
合谷	在手背，第2掌骨桡侧的中点处

（三）手法操作

1 **面部按摩**：点按印堂1分钟，再用食、中二指指腹沿鼻梁两侧自上而下按摩1分钟，后分别按揉太阳、攒竹、睛明、迎香穴各30次，后用双手小鱼际分别搓揉鼻翼两侧3分钟。

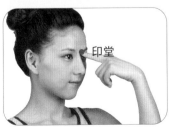
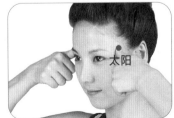

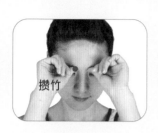
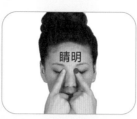
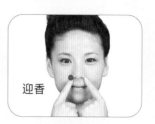

2 头部按摩：食指按揉百会 30 次；后双手按摩头维、风池各 30 次。

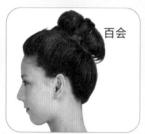
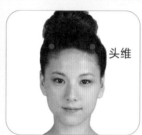
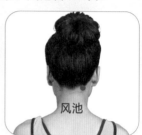

3 背部按摩：用双手拇指分别压揉风门、肺俞两穴各 1 分钟，并以小鱼际搓大椎及以上两穴各 30 次。

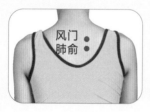
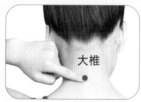

4 上肢按摩：用双手拇指或食指分别按压两侧曲池、列缺、合谷穴。

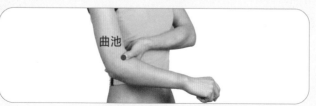

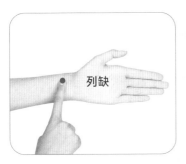
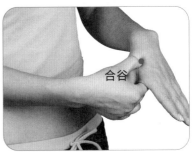

三、身心调养

1. 操作时手法要轻柔和缓，防止刺伤眼球。

2. 多喝水，趁热喝。

3. 蒸汽或滴鼻液有利于缓解症状。

4. 养成良好的个人卫生习惯，保持鼻腔清洁湿润，及时清理鼻腔内分泌物，可用凉白开或生理盐水喷洗鼻孔；不要用手挖鼻孔，以免细菌感染。

5. 加强锻炼，增强体质，预防感冒。在鼻塞不通早期，按摩可起到很好的效果。

6. 注意保持工作和生活环境里的空气洁净，避免接触灰尘及化学气体特别是有害气体。

第三节 / 视疲劳

视疲劳是目前眼科常见的一种疾病，患者的症状多种多样，常见的有近距离用眼不能持久，眼及眼眶周围疼痛、视物模糊、眼睛干涩、流泪等，严重者头痛、眩晕。

一、表现

视疲劳的主要表现为双目发胀，额头发紧，甚至出现眼睛胀痛或眉棱骨及前额胀痛，常伴失眠、烦躁、两目干涩等症状，有时出现疲乏无力、头昏脑胀等表现。如感冒未愈，还可见其他全身症状。

二、按摩

（一）选穴

印堂、神庭、太阳、攒竹、睛明、风池、合谷、太冲。

（二）定位

穴位	定位
印堂	在人体前额部，当两眉头间连线与前正中线之交点处
神庭	前发际正中直上5分
太阳	颞部，眉梢与目外眦之间，向后约一横指的凹陷处
攒竹	在面部，眉头凹陷中，额切迹处
睛明	目内眦角稍上方凹陷处
风池	位于项部，当枕骨之下，与风府穴相平，胸锁乳突肌与斜方肌上端之间的凹陷处
合谷	在手背，第2掌骨桡侧的中点处
太冲	足背侧，第1、2趾跖骨连接部前方凹陷中

（三）手法操作

1　**按摩前放松：**用双手拇指交替推印堂到神庭，再经眉弓推印堂到太阳。以拇指或食指指侧部刮上下眼眶，然后用双手大鱼际从额前分推，经太阳到头两侧。以上手法均操作 3～5 遍。

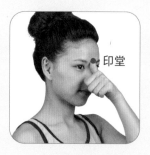
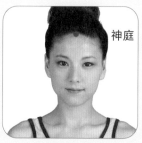
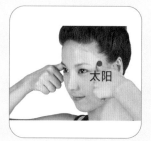

2

　　头面部按摩：在上述部位及路线施以揉法和按法，重点揉按太阳、攒竹、睛明穴。后在额前用拇指和食指、中指做紧缩性拿法，轻微拿捏头两侧及上下眼眶。双手掌搓热扣在眼睛上，使热量透于眼球，反复 2～3 次，双掌合拢，用小鱼际侧部敲击额前。用双手拇指点按风池穴 1 分钟。

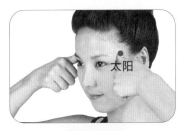
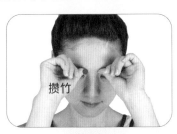
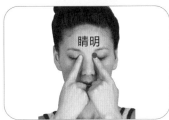
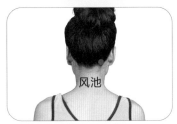

3

　　四肢按摩：拇指点按合谷、太冲穴。

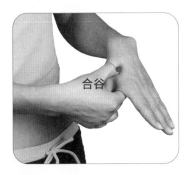
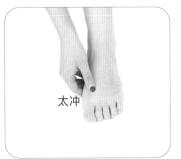

三、身心调养

1. 多闭目养神，注意休息。

2. 按压肩部，改善其僵硬状态，可间接缓解视疲劳的症状。

3. 生活要有规律，保证睡眠充足。睡眠不足会影响眼部神经功能，并进而影响视力，增加户外运动和登高望远可改善眼睛疲劳程度。

4. 干燥季节或使用空调时，室内要保持一定的湿度。

5. 平衡饮食，多吃谷类、豆类及动物肝脏等食品，多吃富含维生素 A、B 族维生素的蔬菜水果等食物，如胡萝卜、韭菜、菠菜、番茄、豆腐、牛奶、鸡蛋、猪肝、瘦肉等。

6. 有视疲劳症状时先到医院检查，尽早发现相关疾病并及时治疗，以排除眼病和其他疾病引起的视疲劳；如遵医嘱适当用一些缓解视疲劳的眼药水，通过配镜矫正屈光不正，通过眼外肌训练弥补外隐斜视的缺陷等。

7. 全身器质性疾病、心理疾病患者应及时寻求专科医生的帮助。

第四节 / 感冒

感冒是由风邪侵袭人体引起的常见外感热病，一年四季均可发生，尤以冬春两季为多见。感冒，一般邪在肺卫，多属表证，故治疗应采取辛散表邪的原则，并结合证情进行具体的论治。

一、表现

临床以头痛、鼻塞、喷嚏、流涕、咽痒咳嗽、发热恶寒等为主要证候特点。病情有轻重不同，轻者俗称"伤风"（上呼吸道感染），重者称为重伤风。若病情较重，且在一段时间内广泛流行，证候相类似者，称为时行感冒（流行性感冒）。现代医学中的上呼吸道感染、流行性感冒等，可参考本病进行辨证论治。

二、按摩

（一）选穴

太阳、迎香、风池、大椎、曲池、合谷、外关。

（二）定位

穴位	定位
太阳	颞部，眉梢与目外眦之间，向后约一横指的凹陷处
迎香	在鼻翼外缘中点旁开，当鼻唇沟中
风池	位于项部，当枕骨之下，与风府穴相平，胸锁乳突肌与斜方肌上端之间的凹陷处
大椎	正坐低头，位于颈部下端，第7颈椎棘突下凹陷中
曲池	屈肘成直角，当肘弯横纹尽头处
合谷	在手背，第2掌骨桡侧的中点处
外关	位于前臂背侧，腕背横纹上2寸处，与正面内关相对

（三）手法操作

1

头面部按摩： 两手拇指同时着力，顺时针方向揉按太阳穴约 2 分钟，然后逆时针方向揉按约 2 分钟，以局部有酸胀感为佳；双手食指指腹面轻轻按顺时针方向按揉迎香穴 1 分钟，再逆时针按揉 1 分钟，以局部有酸胀感为佳。用拇指和食指分别置于风池穴处，揉捏 1 分钟左右，以局部有酸胀感为佳。

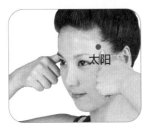
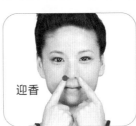
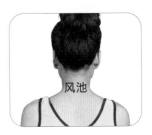

2

发热： 加点按大椎、曲池、合谷、外关各 1 分钟。

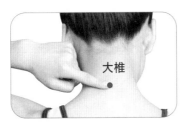
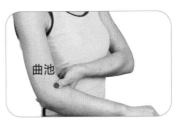

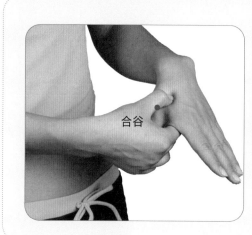
合谷

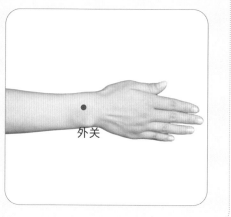
外关

三、身心调养

1. 多喝水，每日摄入液体 2500 ~ 3000 毫升。

2. 用 45℃的热水足浴可减缓症状。

3. 不要用力擤鼻涕，以防继发中耳炎或鼻窦炎。

4. 气温突变时要及时增减衣服，可适当多进食一些热汤等容易发汗的食物，帮助机体驱寒。

5. 饮食以清淡为宜，少吃油腻、辛辣食物，减轻胃肠负担。

6. 保持口腔清洁，早、晚刷牙，白天用盐水漱口数次。

第五节 / 咳嗽

中医学认为，咳嗽的病因大致分为外感、内伤两大类。外感为六淫外邪侵袭肺系；内伤可由饮食、情志、劳倦或久病所致肺功能失调，内邪干肺，导致肺失宣肃，肺气上逆所引起。病理性质有虚实两个方面，有邪者为实，无邪者属虚。如感冒、哮喘、气管炎、肺结核等都会引起咳嗽。

一、表现

　　现代医学中的上呼吸道感染、支气管炎、肺炎、肺结核、支气管哮喘、喘息性支气管炎以及并发的肺气肿等可参考。

二、按摩

（一）选穴

　　风府、风门、肺俞、膏肓、膻中、尺泽、神门、太渊、列缺、鱼际、少泽、阳陵泉、丰隆、三阴交、太溪。

（二）定位

穴位	定位
风府	在后发际正中直上1寸处
风门	背部，当第2胸椎棘突下，后正中线旁开1.5寸
肺俞	位于背部，第3胸椎棘突下，后正中线旁开1.5寸
膏肓	位于背部，当第4胸椎棘突下，后正中线旁开3寸
膻中	平第4肋间隙，两乳头连线的中点
尺泽	在肘横纹中，肱二头肌桡侧凹陷处
神门	腕横纹尺侧端，尺侧腕屈肌腱的桡侧凹陷处
太渊	在腕掌侧横纹桡侧，桡动脉搏动处
列缺	以左右两手虎口交叉，一手食指押在另一手的桡骨茎突上，当食指尖到达之凹陷处取穴
鱼际	第1掌骨中点赤白肉际处
少泽	小指末节尺侧，距指甲根角侧上方0.1寸（指寸）
阳陵泉	小腿外侧，当腓骨头前下方凹陷处
丰隆	小腿前外侧，胫骨前肌的外缘，外踝尖上8寸
三阴交	在内踝尖直上3寸，胫骨后缘
太溪	在足踝区，内踝尖与跟腱之间的凹陷处

（三）手法操作

1

头颈部按摩：正坐，点按风府穴，按摩时间 1～2 分钟，以局部有酸胀感为宜。

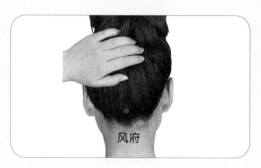

风府

2

背部按摩：俯卧，依次按揉风门、肺俞、膏肓穴，每个穴位按摩 2～3 分钟，以局部有胀痛感为宜。

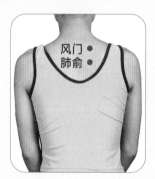

风门
肺俞

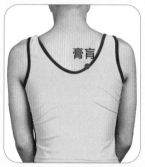

膏肓

3

胸腹部按摩：按揉膻中穴，时间 2～3 分钟，以局部有胀痛感为宜。

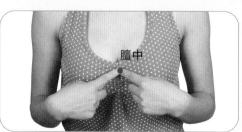

膻中

4

上肢按摩： 依次点揉尺泽、神门、列缺、太渊、鱼际、少泽穴，每个穴位按摩 1～2 分钟，以局部有酸胀感为宜。

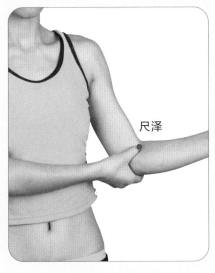

尺泽

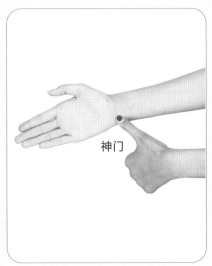

神门

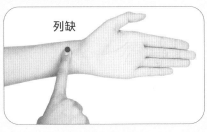

列缺

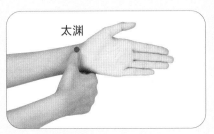

太渊

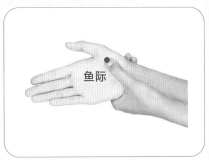

鱼际

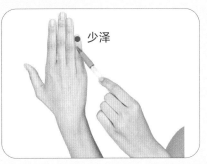

少泽

5

下肢按摩： 正坐或仰卧，依次点揉阳陵泉、丰隆、三阴交、太溪穴，每个穴位按摩 1～2 分钟，以局部有胀痛感为宜。

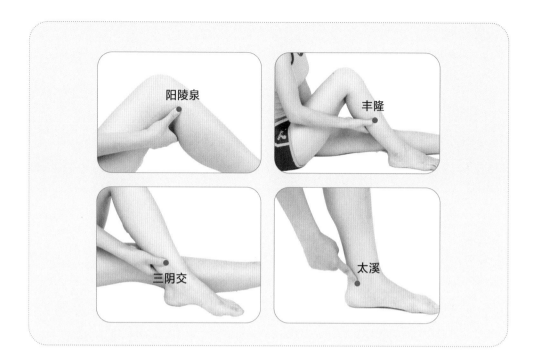

三、身心调养

1. 饮食宜清淡，烹饪以蒸煮为主，多吃新鲜蔬菜，适当吃豆制品、瘦肉、禽蛋类食品，适量进食水果，少吃生冷食物，避免摄入过甜、过咸、油腻、辛辣刺激性食物，多喝水，多进食润肺、化痰的食物。过敏性咳嗽的患者不宜喝碳酸饮料，以免咳嗽发作。

2. 注意气候变化，及时加减衣服，避免过冷或过热，防治上呼吸道感染。

3. 戒烟酒，有过敏史者应尽量避免接触过敏原。

4. 适当参加体育锻炼，多进行户外运动，增强体质，提高抗病能力。

5. 保持情绪乐观平和。

第六节 / 慢性咽炎

慢性咽炎是咽部黏膜的一种慢性炎症，为慢性感染所引起的弥漫性咽部黏膜炎症。

主要病因有屡发急性咽炎、长期粉尘或有害气体刺激、烟酒过度或其他不良生活习惯、鼻窦炎分泌物刺激、过敏体质或身体抵抗力降低等。

一、表现

咽部不适，有异物感，总感到咽部有咽不下又吐不出的东西，刺激性咳嗽，咽部干燥、发胀、堵塞、瘙痒等。清晨常吐出黏稠痰块，且易引起恶心。

二、按摩

（一）选穴

廉泉、天鼎、水突、曲池、少商。

（二）定位

穴位	定位
廉泉	在颈部，当前正中线上，结喉上方，舌骨上缘凹陷处
天鼎	正坐，头微侧仰，喉结旁开3寸
水突	位于颈部，胸锁乳突肌的前缘，当人迎穴与气舍穴连线的中点
曲池	屈肘成直角，当肘弯横纹尽头处
少商	在手拇指末节桡侧，距指甲角0.1寸

（三）手法操作

1

颈部按摩：双手中指或拇指点按两侧廉泉、天鼎、水突穴各 3 分钟，以不感到难受为宜。

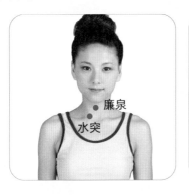
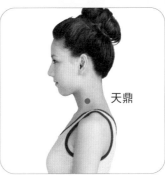

2

　　上肢按摩：沿前臂背侧反复上下推拿曲池穴，力度中等均匀，动作柔和、缓慢，推按 5 分钟；点按少商穴 5 分钟。

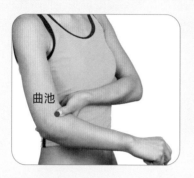
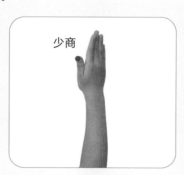

曲池

少商

三、身心调养

　　1. 避免急性咽炎反复发作。

　　2. 进行适当体育锻炼、保持健康规律的作息、清淡饮食、保持口腔清洁、避免烟酒刺激、保持良好的心态从而提高自身整体免疫力。

　　3. 避免接触粉尘、有害气体、刺激性食物、空气质量差的环境等对咽黏膜不利的刺激因素。

　　4. 避免长期过度用声。

　　5. 尽量避免接触导致慢性过敏性咽炎的致敏原。

第七节 / 哮喘

　　哮喘又名支气管哮喘，是一种以嗜酸粒细胞、肥大细胞反应为主的气道变应性炎症和以气道高反应性为特征的变态反应性疾病。常伴随气道反应性增高导致反复发作的喘息、气促、胸闷和（或）咳嗽等症状，多在夜间和（或）凌晨发生，此类症状常伴有广泛而多变的气流阻塞，可以自行或通过治疗而逆转。

一、表现

为反复发作伴有哮鸣音的呼气性呼吸困难、胸闷或咳嗽、咳痰，可自行或治疗后缓解。若长期反复发作可导致气道增厚与狭窄，成为阻塞性肺气肿。

二、按摩

（一）选穴

大椎、肺俞、肾俞、中府、天突、俞府、膻中、期门、气海、关元、天府、尺泽、列缺、经渠、太渊、鱼际、少商、丰隆、解溪、太溪。

（二）定位

穴位	定位
大椎	正坐低头，位于颈部下端，第7颈椎棘突下凹陷中
肺俞	位于背部，第3胸椎棘突下，后正中线旁开1.5寸
肾俞	第2腰椎棘突下，后正中线旁开1.5寸
中府	位于胸前壁外上方，前正中线旁开6寸
天突	在颈部，当前正中线上，胸骨上窝中央
俞府	在锁骨下缘，前正中线旁开2寸
膻中	平第4肋间隙，两乳头连线的中点
期门	位于胸部，当乳头直下，第6肋间隙，前正中线旁开4寸
气海	位于体前正中线，脐下1.5寸
关元	在脐中下3寸腹中线上仰卧取穴
天府	位于臂内侧面，肱二头肌桡侧缘，腋前纹下3寸处
尺泽	在肘横纹中，肱二头肌桡侧凹陷处
列缺	以左右两手虎口交叉，一手食指押在另一手的桡骨茎突上，当食指尖到达之凹陷处取穴
经渠	在前臂掌面桡侧，桡骨茎突与桡动脉之间凹陷处，腕横纹上1寸
太渊	在腕前区，桡骨茎突与舟状骨之间，拇长展肌腱尺侧凹陷中
鱼际	第1掌骨中点赤白肉际处
少商	在手拇指末节桡侧，距指甲角0.1寸
丰隆	小腿前外侧，胫骨前肌的外缘，外踝尖上8寸
解溪	在足背与小腿交界处的横纹中央凹陷中，当拇长伸肌腱与趾长伸肌腱之间
太溪	在足踝区，内踝尖与跟腱之间的凹陷处

（三）手法操作

1 　**头颈部按摩**：正坐，点按大椎穴，按摩 1～2 分钟，以局部有酸胀感为宜。

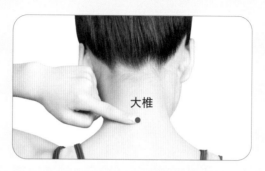

2 　**背部按摩**：按揉肺俞、肾俞穴，每个穴位按摩 2～3 分钟，以局部有胀痛感为宜。

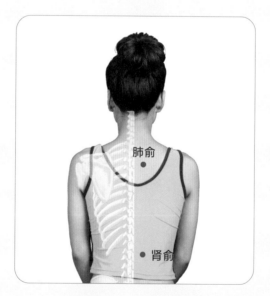

3 　**胸腹部按摩**：依次按揉中府、天突、俞府、膻中、期门、气海、关元，每个穴位按摩 2～3 分钟，以局部有胀痛感为宜。

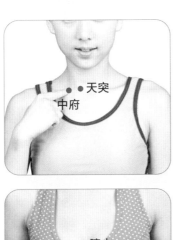

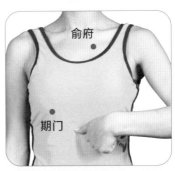

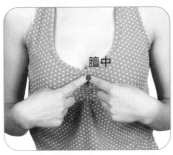

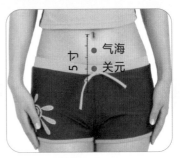

4

　　上肢按摩：正坐，依次点揉天府、尺泽、列缺、经渠、太渊、鱼际、少商穴，每个穴位按摩 1～2 分钟，以局部有酸胀感为宜。

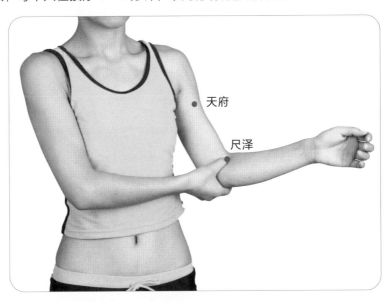

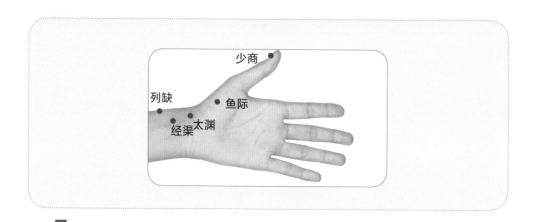

5

    下肢按摩： 正坐，依次点揉丰隆、解溪、太溪穴，每个穴位按摩 1～2 分钟，以局部有胀痛感为宜。

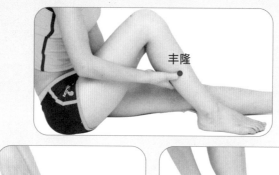

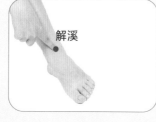

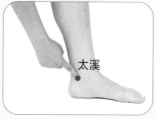

三、身心调养

1. 有哮喘病史者要注意冬季防寒保暖，减少上呼吸道感染的发生。

2. 饮食宜清淡又富有营养，少吃辛辣油腻或过甜过咸的食物。

3. 最好不要饲养小动物，因动物皮毛可诱发哮喘发作。

4. 避免接触厨房油烟、香烟、油漆、香水等刺激性气体。

5. 在春夏之交，远离花草集中的地方，不在潮湿地区久留。

第八节 / 食欲不振

食欲不振是指不想吃饭或腹中无饥饿感、食后脘腹不适的一种自觉症状。

一、表现

食欲不振常表现为不想吃饭，有的腹中无饥饿感，有的饥不欲食，有的食后脘腹不适，或伴口淡无味、吃饭不香、脘腹发凉、大便清稀、体倦乏力等症状。严重者可导致厌食拒食，恶心呕吐、身体羸弱等表现。

二、按摩

（一）选穴

上脘、中脘、下脘、期门、章门、天枢、膈俞、三焦俞、足三里。

（二）定位

穴位	定位
上脘	上腹部，前正中线上，脐上5寸处
中脘	上腹部，前正中线上，脐中上4寸
下脘	在上腹部，前正中线上，当脐中上2寸
期门	位于胸部，当乳头直下，第6肋间隙，前正中线旁开4寸
章门	人体的侧腹部，当第11肋游离端的下方
天枢	脐中旁开2寸
膈俞	位于背部第7胸椎棘突下，后正中线旁开1.5寸处
三焦俞	位于人体的腰部，当第1腰椎棘突下，后正中线旁开1.5寸处
足三里	位于小腿外侧，犊鼻下3寸，犊鼻与解溪连线上

─────── （三）手法操作 ───────

1 　**腹部按摩**：以两手拇指运三脘（上脘、中脘、下脘），单掌或双掌于左
胁肋部快速推抚（即推胃法），掌推腹部任脉路线，掌根轮流顺时针推脘腹，
叠掌揉上腹部，时间约 5 分钟，然后两掌环形揉脘腹，手指捏拿腹肌并抖颤
约 1 分钟；点揉期门、章门、天枢各 3 分钟。

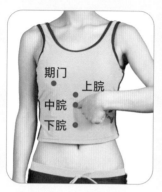
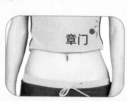
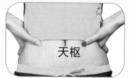

2 　**背部按摩**：单掌推背部膀胱经路线并叠掌揉，双掌根或双手拇指交替按
压膀胱经内侧线膈俞至三焦俞一段，反复操作 5～7 次。

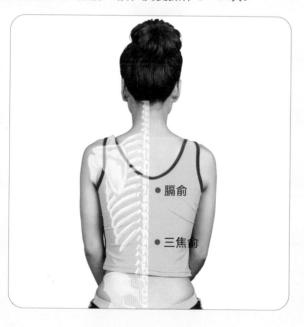

3

下肢按摩：按摩足三里穴 3 分钟。

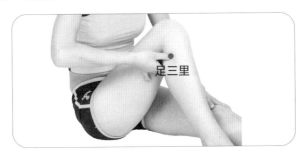

足三里

三、身心调养

1. 饮食定时定量，可使肠道的消化液分泌及蠕动等形成规律，摄入食物得到完全消化，可防止产生食欲不振。三餐外不要随意吃大量零食，随意吃糖果、糕点等零食会造成消化液分泌紊乱，食欲便渐渐减退。

2. 饮食宜清淡，多吃粗粮、易消化食品、增强食欲、改善味觉，勿食生冷肥甘油腻之品。

3. 调畅情志，勿过分节食。

4. 伴有肠胃疾病和有严重厌食的人，应去医院检查治疗。

第九节 / 便秘

便秘是指排便困难或费力、排便不畅、便次太少、粪便干结且量少。正常人一般每周排便不少于 3 次。

一、表现

便秘的主要表现是排便次数减少和排便困难，便秘患者可表现为每周排便少于 3 次，有的虽然每日排便多次，但排便相当费力，每次排便所费时间相当长，排出粪便干结如羊粪且数量少，排便后仍有粪便未排尽的感觉。有的患者可突出地表现为排便困难，排便时间可长达 30 分钟以上，或每日排便多次，但排出困难，粪便硬结如羊粪状，且数量很少。此外，有腹胀、食欲缺乏，以及服用泻药不当引起排便前腹痛等。

二、按摩

（一）选穴

中脘、天枢、气海、关元、支沟、足三里。

（二）定位

穴位	定位
中脘	脐中上4寸
天枢	脐中旁开2寸
气海	位于体前正中线，脐下1.5寸
关元	在脐中下3寸腹中线上
支沟	在前臂背侧，当阳池穴与肘尖的连线上，腕背横纹上3寸
足三里	位于小腿外侧，犊鼻下3寸，犊鼻与解溪连线上

（三）手法操作

1 **腹部按摩：**用拇指或中指向下按压中脘穴半分钟，然后顺时针按揉约5分钟，以局部有酸胀感为佳；顺时针点按天枢、气海、关元穴各3分钟。

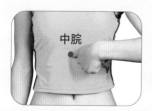
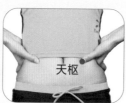
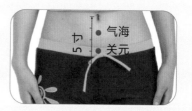

2 **上肢按摩：**用拇指指面或指节向下按压支沟穴，或顺时针方向按揉约5分钟，以局部有酸胀感为佳。

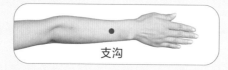

3

下肢按摩：用拇指或食指点按足三里 3 分钟。

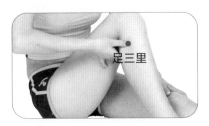

足三里

三、身心调养

1. 坚持参加适当的体育锻炼，加强腹肌锻炼，多做仰卧屈髋压腹动作。

2. 有意培养良好的排便习惯，按时排便，大便时不宜久蹲。

3. 合理饮食，多吃富含润肠通便食物如松子；富含膳食纤维食物如麦麸、水果、蔬菜、燕麦、玉米、大豆、果胶等。

4. 此外，积极治疗全身性及肛周疾病，防止或避免使用引起便秘的药品，培养良好的心理状态，均有利于便秘防治。

第十节 / 腹泻

腹泻是一种常见症状，俗称"拉肚子"，是指排便次数明显超过平日习惯的频率，粪质稀薄，水分增加，或含未消化食物或脓血、黏液。腹泻常伴有排便急迫感、肛门不适、失禁等症状。腹泻分急性和慢性两类。急性腹泻发病急剧，病程在 2～3 周之内。慢性腹泻指病程在两个月以上或间歇期在 2～4 周内的复发性腹泻。

一、表现

腹泻指大便次数增多、粪质稀溏、水分增加的症状，分急性和慢性两类。其主要症状为大便次数增多，大便中夹杂未完全消化的食物，严重的大便泻下如水。慢性腹泻病一般症状较轻，但反复发作也会对身体造成很大的损伤。

二、按摩

（一）选穴

脾俞、中脘、天枢、气海、关元、足三里。

（二）定位

穴位	定位
脾俞	在背部，当第11胸椎棘突下，后正中线旁开1.5寸
中脘	脐中上4寸
天枢	脐中旁开2寸
气海	位于体前正中线，脐下1.5寸
关元	在脐中下3寸腹中线上
足三里	位于小腿外侧，犊鼻下3寸，犊鼻与解溪连线上

（三）手法操作

1

背部按摩：用两手拇指按在左右脾俞穴位上（其余四指附着在肋骨上），按揉约2分钟，至局部有酸胀感为佳。

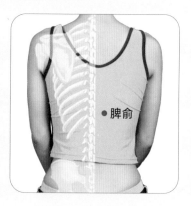

2
胸腹部按摩：用拇指或中指点按中脘穴半分钟，顺时针方向揉 2 分钟，以局部有酸胀感为佳；逆时针揉摩天枢、气海、关元穴各 1 分钟。

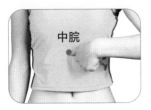
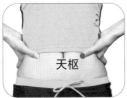
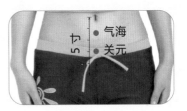

3
下肢按揉：用拇指顺时针方向、逆时针方向各按揉足三里 2 分钟，局部感到酸胀为佳。

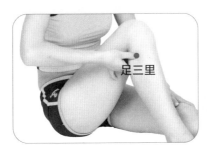

三、身心调养

1. 一般治疗纠正水、电解质、酸碱平衡紊乱和营养失衡。酌情补充液体，补充维生素、氨基酸、脂肪乳剂等营养物质。

2. 不食生冷食物，饮食规律，进食有节，勿进食不易消化的食物。

3. 勿使腹部受凉，致使肠蠕动加快导致腹泻。

第十一节 / 贫血

血液中的红细胞内富含铁质，主要承担输送氧气到全身各组织器官的工作。当红细胞减少或血色素下降时，就会引起全身氧气供给不足，形成贫血的症状。

一、表现

贫血主要表现为感觉疲乏、困倦、软弱无力，皮肤黏膜及指甲苍白，活动后心慌、气促等。女性由于特殊的生理因素，贫血者较多，可表现为月经不调等症状。

二、按摩

（一）选穴

巨髎、期门、肝俞、脾俞、肾俞、内关、水泉、太冲。

（二）定位

穴位	定位
巨髎	位于人体的面部，瞳孔直下，平鼻翼下缘处，当鼻唇沟外侧
期门	位于胸部，当乳头直下，第6肋间隙，前正中线旁开4寸
肝俞	在背部，当第9胸椎棘突下，后正中线旁开1.5寸
脾俞	在背部，当第11胸椎棘突下，后正中线旁开1.5寸
肾俞	第2腰椎棘突下，后正中线旁开1.5寸
内关	腕横纹上2寸，掌长肌腱与桡侧腕屈肌腱之间
水泉	内踝后下方，当太溪直下1寸，跟骨结节内侧凹陷处
太冲	足背侧，当第1跖骨间隙的后方凹陷处

（三）手法操作

1 **头面部按摩**：用双手食指按于两侧巨髎穴，顺时针方向按揉约 2 分钟，以局部感到酸胀并向面部放散为好。

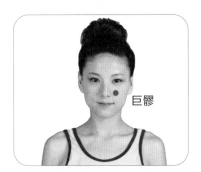

巨髎

2 **胸腹部按摩：**按压期门穴，按压时，使用拇指外的其他4指，相叠加按压期门穴2分钟。

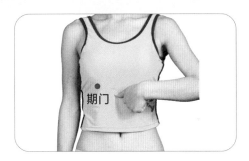

期门

3 **背部按摩：**按摩肝俞、脾俞、肾俞穴各5分钟，使之有酸胀感。

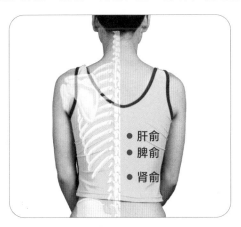

肝俞
脾俞
肾俞

4

上肢按摩：前臂半屈，用健侧手拇指螺纹面按在患侧内关穴，顺时针方向按揉 3 分钟，手法宜深沉用力。

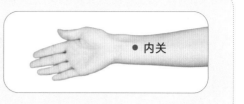

5

下肢按摩：按揉水泉、太冲穴各 5 分钟。

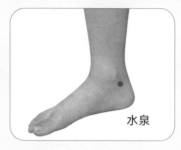

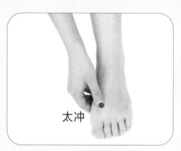

三、身心调养

1. 注意补充营养素或富含该营养素的物质：尤其是蛋白质、铁、铜、维生素 E、维生素 B_{12}、叶酸。

2. 贫血者不宜喝茶，多喝茶会使贫血症状加剧。因为食物中的铁是以高价铁的形式进入消化道，经胃液的作用，高价铁转变为低价铁，才能被吸收，而茶中含有鞣酸，与铁结合后容易形成不溶性鞣酸铁，阻碍铁的吸收。

3. 牛奶和一些中和胃酸的药物，会阻碍铁质吸收，因此牛奶尽量不要和含铁的食物一起食用。

第十二节 / 慢性胃炎

慢性胃炎系指不同病因引起的各种慢性胃黏膜炎性病变，是一种常见病，其发病率在各种胃病中居首位。

慢性胃炎是由于胃黏膜长期受到刺激、饮食习惯不良、饮食无规律、暴饮暴食、过饥过饱、食物咀嚼不充分、烟酒过度、常吃刺激性食物、食用过冷过热的食物等所致。

一、表现

慢性胃炎缺乏特异性症状，症状的轻重与胃黏膜的病变程度并非一致。大多数病人常无症状或有程度不同的消化不良症状如上腹隐痛、食欲减退、餐后饱胀、反酸等。慢性萎缩性胃炎者可有贫血、消瘦、腹泻等，个别伴黏膜糜烂者上腹痛较明显，并可有出血，如呕血、黑便。症状常常反复发作，无规律性腹痛，疼痛经常出现于进食过程中或餐后，多数位于上腹部、脐周，部分患者部位不固定，轻者为间歇性隐痛或钝痛、严重者为剧烈绞痛。

二、按摩

（一）选穴

中脘、巨阙、天枢、胃仓、内关。

（二）定位

穴位	定位
中脘	位于上腹部，前正中线上，脐中上4寸
巨阙	位于上腹部，前正中线上，脐中上6寸
天枢	脐中旁开2寸
胃仓	第12胸椎棘突下，后正中线旁开3寸
内关	腕横纹上2寸，掌长肌腱与桡侧腕屈肌腱之间

（三）手法操作

1 **胸腹部按摩：** 用拇指或食指按压中脘、巨阙、天枢穴各约半分钟，然后顺时针方向按摩约 2 分钟，以局部感到酸胀并向整个腹部放散为佳。

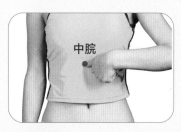

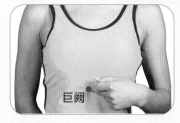
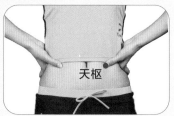

2 **背部按摩：** 按压胃仓穴 2 分钟。

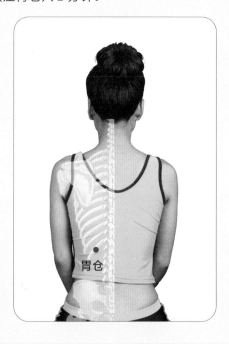

3

上肢按摩：用拇指或食指点按内关穴约 1 分钟，以酸胀感向腕部和手部放散为佳。

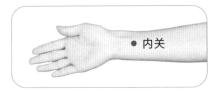

三、身心调养

1. 保持精神愉快：精神抑郁或过度紧张和疲劳，容易造成幽门括约肌功能紊乱，胆汁反流而发生慢性胃炎。

2. 戒烟忌酒：烟草中的有害成分能促使胃酸分泌增加，对胃黏膜产生有害的刺激作用，过量吸烟会引起胆汁反流。过量饮酒或长期饮用烈性酒能使胃黏膜充血、水肿，甚至糜烂，慢性胃炎发生率明显增高。

3. 慎用、忌用对胃黏膜有损伤的药物：长期滥用此类药物会使胃黏膜受到损伤，从而引起慢性胃炎及溃疡。

4. 积极治疗口咽部感染灶：勿将痰液、鼻涕等带菌分泌物吞咽入胃导致慢性胃炎。

5. 注意饮食：过酸、过辣等刺激性食物及生冷不易消化的食物应尽量避免，饮食时要细嚼慢咽，使食物充分与唾液混合，有利于消化和减少胃部的刺激。饮食宜按时定量、营养丰富，多吃含维生素 A、B 族维生素、维生素 C 多的食物。忌服浓茶、浓咖啡等有刺激性的饮料。

第十三节 / 高血压

高血压是指以体循环动脉血压（收缩压和 / 或舒张压）增高为主要特征（收缩压 ≥ 140mmHg，舒张压 ≥ 90mmHg），可伴有心、脑、肾等器官的功能或器质性损害的临床综合征。高血压是最常见的慢性病，也是心脑血管病最主要的危险因素。

一、表现

高血压是一种主要由高级神经中枢功能失调引起的全身性疾病，当收缩压大于或等于 140mmHg，或舒张压大于或等于 90mmHg 即为高血压。早期临床表现有头痛、头昏、项痛、耳鸣、失眠、心悸、乏力、面色苍白或潮红、记忆力减退，或有肢体麻木及神经质等表现。晚期可导致心、脑、肾等脏器的病变，并出现心功能不全、中风和肾功能不全的表现。

二、按摩

（一）选穴

人迎、天柱、风池、曲池、涌泉。

（二）定位

穴位	定位
人迎	位于颈部，喉结旁，当胸锁乳突肌的前缘，颈总动脉搏动处
天柱	在颈后区，横平第2颈椎棘突上际，斜方肌外缘凹陷中
风池	位于项部，当枕骨之下，与风府穴相平，胸锁乳突肌与斜方肌上端之间的凹陷处
曲池	屈肘成直角，当肘弯横纹尽头处
涌泉	在足底部，蜷足时足前部凹陷处

（三）手法操作

1   **颈部按摩：**用拇指和食指分别置于人迎、天柱、风池穴处，各揉捏半分钟左右，以局部有酸胀感为佳。

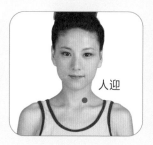
人迎

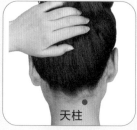
天柱

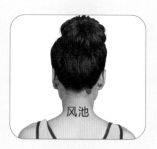
风池

2

　　上肢按摩：用右手拇指顺时针方向按揉曲池穴 2 分钟，然后逆时针方向按揉 2 分钟，左右手交替，以局部感到酸胀为佳。

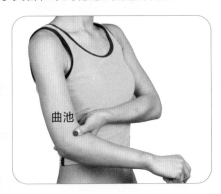

曲池

3

　　足部按摩：推搓涌泉穴，俗称"搓脚心"，以四指微曲按揉，直至微微发热。

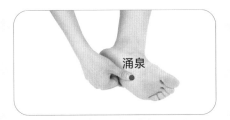

涌泉

三、身心调养

　　1. 高血压是一种可防可控的疾病，对血压（130 ~ 139）/（85 ~ 89）mmHg 正常高值阶段、超重 / 肥胖、长期高盐饮食、过量饮酒者应进行重点干预，定期健康体检，积极控制危险因素。

　　2. 针对高血压者，应定期随访和测量血压，尤其注意清晨血压的管理，积极治疗高血压（药物治疗与生活方式干预并举），减缓靶器官损害，预防心脑肾并发症的发生，降低致残率及死亡率。

　　3. 患者平时要注意饮食调节，以低盐、低动物脂肪饮食为宜，并避免进食富含胆固醇的食物。

4. 合理安排作息时间，生活要有规律，避免过度劳累和精神刺激，应早睡早起，不宜在临睡前活动过多或看刺激性的影视作品。

5. 注意保暖，避免受寒，因为寒冷可以引起毛细血管收缩，易使血压升高。病人若出现头痛、呕吐等高血压脑病症状，需立即送医院就诊。

第十四节 / 心绞痛

心绞痛是冠状动脉粥样硬化性心脏病（简称冠心病）的一种，不同冠心病的心绞痛发作表现不一。多数人形容心绞痛为"胸部压迫感""闷胀感""憋闷感"，部分病人感觉向双侧肩部、背部、颈部、咽喉部放散，休息或者含服硝酸甘油可缓解。

心绞痛、心肌梗死、心肌缺血或坏死其致病因素主要是高血压、高脂血症、糖尿病、吸烟、饮酒、肥胖、缺乏体力劳动、精神过度紧张、遗传等；寒冷、劳累或大喜大悲的情绪波动也可诱发心绞痛。

一、表现

主要表现是心胸压榨性、窒息性疼痛，或心痛如绞，或隐痛阵阵，胸骨后有压榨感，闷胀感，伴随明显的焦虑，持续3~5分钟，常发散到左侧臂部、肩部、下颌、咽喉部、背部，也可放射到右臂。有时可累及这些部位而不影响胸骨后区。用力、情绪激动、受寒、饱餐等增加心肌耗氧情况下发作的称为劳力性心绞痛，休息和含化硝酸甘油可缓解。有时候心绞痛不典型，可表现为气紧、晕厥、虚弱、嗳气，尤其在老年人。

二、按摩

（一）选穴

心俞、内关、神门。

（二）定位

穴位	定位
心俞	在脊柱区，第5胸椎棘突下，后正中线旁开1.5寸
内关	腕横纹上2寸，掌长肌腱与桡侧腕屈肌腱之间
神门	腕横纹尺侧端，尺侧腕屈肌腱的桡侧凹陷处

（三）手法操作

1

　　背部按摩：双手拇指按顺时针方向按揉心俞穴 2 分钟，然后逆时针方向按揉 2 分钟，以局部感觉酸胀、发热为佳。

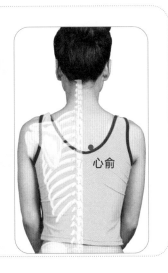

2

　　上肢按摩：用拇指掐住内关、神门穴各约 2 分钟，至感觉酸胀为止，左右手交替进行。

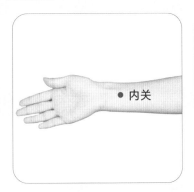
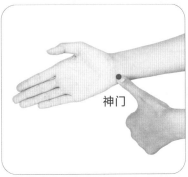

三、身心调养

1. 避免情绪过度激动，保持心情愉快舒畅，切忌急躁、激动或闷闷不乐。

2. 调节饮食，不要偏食，不宜过量，不吃辛辣油腻的食物，禁烟酒。

3. 适度地工作和锻炼，注意休息。生活要有规律，避免过度紧张，保证充足的睡眠。

4. 少喝茶，不吸烟，不酗酒。

5. 若出现劳累或精神紧张时胸骨后或心前区闷痛或紧缩样疼痛；性生活或用力排便时心慌、胸闷、气急或胸痛不适；反复出现脉搏不齐，不明原因心跳过速或过缓，应尽快就医。

第十五节 / 中风后遗症

中风后遗症是指中风（即脑血管意外）经治疗后遗留下来的口眼㖞斜，语言不利，半身不遂等症状的总称。

一、表现

中风是一种突然起病的脑血液循环障碍性疾病，常见于高血压及动脉硬化患者，此类患者在脑血栓形成的早期可反复发生肢体麻木、肢体无力等，多在休息或睡眠起床后发现半身瘫痪，有的仅出现偏身感觉障碍，可伴有眩晕、眼球震颤、呛咳等。

二、按摩

———————————————— （一）选穴 ————————————————

颊车、曲池、合谷、环跳、委中、殷门、承山、足三里、丰隆、太冲、涌泉。

（二）定位

穴位	定位
颊车	在面颊部，下颌角前上方，耳下大约一横指处，咀嚼时肌肉隆起出现的凹陷处
曲池	屈肘成直角，当肘弯横纹尽头处
合谷	在手背，第2掌骨桡侧的中点处
环跳	在髂后上棘与坐骨结节连线的中点，向下则投影在坐骨结节与股骨大转子连线中点稍内侧
委中	在膝后区，腘横纹中点
殷门	在大腿后面，承扶穴与委中穴的连线上，承扶穴下6寸
承山	位于小腿后面正中，委中与昆仑穴之间，当伸直小腿或足跟上提时，腓肠肌肌腹下出现的尖角凹陷处即是
足三里	位于小腿外侧，犊鼻下3寸，犊鼻与解溪连线上
丰隆	小腿前外侧，胫骨前肌的外缘，外踝尖上8寸
太冲	足背侧，当第1跖骨间隙的后方凹陷处
涌泉	在足底部，蜷足时足前部凹陷处

（三）手法操作

1

头面部按摩：取仰卧位或坐位，用食指顺时针方向按揉颊车穴约 2 分钟。

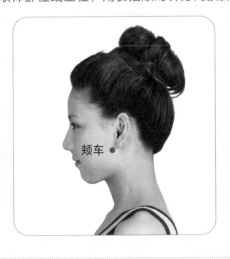

2 　**上肢按摩**：取坐位或仰卧位，一手拇指按于对侧曲池、合谷穴，其食指按于掌面相应部位，由轻渐重地掐揉 10～20 次，左右手交替，以局部有酸胀感为佳。

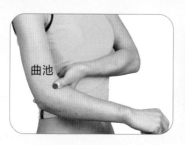
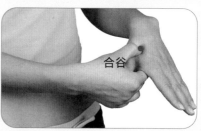

3 　**下肢按摩**：点按环跳、殷门、委中、承山、足三里、丰隆、太冲、涌泉穴各 2 分钟。

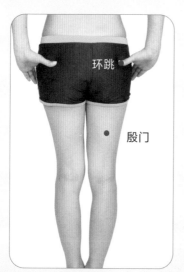
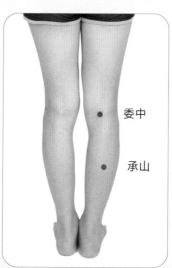

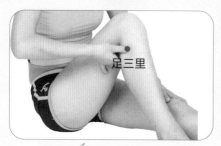
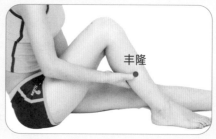

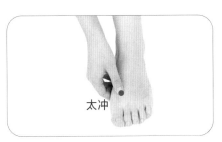

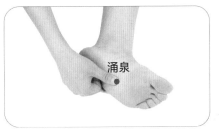

太冲　　　涌泉

三、身心调养

1.恢复期，康复调养治疗对于中风后遗症者非常重要，但不是一朝一夕就可以见效的，要坚持每天对患肢和穴位进行按摩，可有效改善病情。

2.按摩同时，要进行长期的康复功能锻炼。

3.按摩应在病情稳定后进行，不宜在发病时进行。

4.保持身体清洁，经常擦洗，预防褥疮。

5.饮食不宜过量，不吃刺激性及动物脂肪过多的食物。

第十六节 / 高脂血症

血浆中的脂类总称血脂，由于脂肪代谢或转运异常，使血浆中一种或几种脂质高于正常值，这被称为高脂血症。高脂血症是动脉粥样硬化的主要发病因素。常因侵犯重要器官而引起严重的后果，如冠心病、糖尿病、脑血管意外、顽固性高血压及肾病综合征、胰腺炎、结石症、脂肪肝等。动脉硬化的发生和发展，与血脂过高有着密切的关系。

一、表现

人的血液中，血浆内所含的脂类称为血脂，包括胆固醇、胆固醇酯、甘油三酯、磷脂和未脂化的脂酸等数种。常说的血脂主要是指血清中的胆固醇和甘油三酯。胆固醇和甘油三酯都是人体必需的营养物质，但健康人有一定的标准水平，胆固醇 < 5.172mmol／L，甘油三酯 < 2.032mmol／L。当胆固醇、甘油三酯等均经常超过正常值时，则统称为高脂血症。

二、按摩

（一）选穴

太阳、中脘、气海、天枢、阴陵泉、足三里。

（二）定位

穴位	定位
太阳	颞部，眉梢与目外眦之间，向后约一横指的凹陷处
中脘	脐中上4寸
天枢	脐中旁开2寸
气海	位于体前正中线，脐下1.5寸
阴陵泉	位于小腿内侧，胫骨内侧下缘与胫骨内侧缘之间的凹陷中
足三里	位于小腿外侧，犊鼻下3寸，犊鼻与解溪连线上

（三）手法操作

1　**头部按摩**：用手指按顺时针或逆时针方向按揉太阳穴，每个方向按揉 1 分钟，每天按摩 10 次，力度逐级加强。

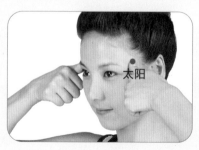

2

　　胸腹按摩： 取坐位或仰卧位，用拇指指端按压中脘、气海穴各 1 分钟，力度稍轻；用双手拇指或中指按压同侧天枢穴半分钟，然后顺时针方向按揉 2 分钟，以局部感到酸胀并向整个腹部放散为好。

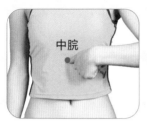
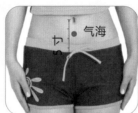
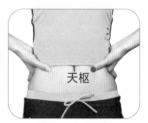

3

　　下肢按揉： 取坐位，用拇指指腹分别按在阴陵泉、足三里穴处，其余四指搭在小腿内侧，顺时针方向各按揉 2 分钟，以局部有酸胀感为度。

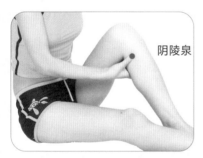
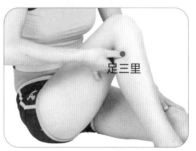

三、身心调养

　　1. 控制理想体重。

　　2. 加强运动锻炼：体育运动不但可以增强心肺功能、改善胰岛素抵抗和葡萄糖耐量，还可减轻体重、降低血浆甘油三酯和胆固醇水平，升高 HDL- 胆固醇水平；运动时应注意安全保护。

　　3. 戒烟：吸烟可升高血浆胆固醇和甘油三酯水平，降低 HDL- 胆固醇水平。

　　4. 饮食治疗：血浆脂质主要来源于食物，通过控制饮食，可使血浆胆固醇水平降低 5%～10%，同时有助于减肥。并使降脂药物发挥出最佳的效果。多数 Ⅲ 型高脂蛋白血症者通过饮食治疗，同时纠正其他共存的代谢紊乱，常可使血脂水平降至正常。

第十七节 / 糖尿病

糖尿病是由于体内胰岛素的相对或绝对不足而引起的糖类、脂肪及蛋白质代谢紊乱的疾病。其主要症状是口渴多饮、多食而消瘦、多尿或尿浑浊、容易疲倦、体重下降、视物模糊、伤口难以愈合、皮肤生疮发炎等。

一、表现

1. 多饮、多尿、多食和消瘦：严重高血糖时出现典型的"三多一少"症状，多见于1型糖尿病。发生酮症或酮症酸中毒时"三多一少"症状更为明显。

2. 疲乏无力，肥胖：多见于2型糖尿病，2型糖尿病发病前常有肥胖，若得不到及时诊断，体重会逐渐下降。

二、按摩

（一）选穴

胰俞、脾俞、足三里。

（二）定位

穴位	定位
胰俞	在第8胸椎棘突下，后正中线旁开1.5寸，膈俞穴与肝俞穴之间
脾俞	在背部，当第11胸椎棘突下，后正中线旁开1.5寸
足三里	位于小腿外侧，犊鼻下3寸，犊鼻与解溪连线上

（三）手法操作

1

背部按摩：两手握拳，用中指的掌指关节突起点于胰俞穴，顺时针按揉约2分钟，以局部酸胀感为度；双手中指分别按于两侧脾俞穴（拇指附着在肋骨上），用力按揉30～50次；擦至局部有热感为佳。

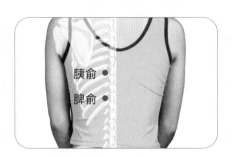

2

下肢按摩：取坐位，用双手的拇指尖分别按于两侧足三里穴，徐徐用力，持续 3 分钟。

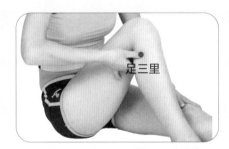

三、身心调养

1. 首先要控制自己的体重。在保证机体合理需要的情况下，应限制粮食、油脂的摄入，忌食糖类。饮食应以适量的米、面、杂粮为主，配以蔬菜、豆类、瘦肉和鸡蛋等。戒烟酒、浓茶和咖啡等。

2. 建立并坚持有规律的生活，适度进行运动。

3. 保持心情舒畅，心态平和。

4. 定期进行身体检查。

5. 不要忽视并发症的检查。

第三章

外科常见病症

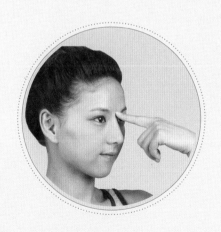

第一节 / 运动疲劳

运动疲劳是指因运动过量或激烈比赛之后出现全身肌肉酸痛、僵硬无力症状，使运动能力下降的一种表现。是训练和比赛负荷超过机体承受的能力，而产生的暂时的生理机能减退现象，疲劳的程度一般可以通过机体的自我感觉和某些外部表现来判断。疲劳大体分肌肉疲劳、内脏疲劳、神经疲劳。

一、表现

运动疲劳的主要表现为，在运动后数小时到两天内发生全身肌肉酸痛，僵硬无力，运动能力下降，影响工作。有的甚至出现肌肉痉挛或晕厥。一般伴有精神疲倦、食欲下降等表现，休息数日可恢复。

二、按摩

———————————————— （一）选穴 ————————————————

印堂、太阳、神庭、风府、俞府、璇玑、华盖、膻中、气海、肩井、大椎、八髎、环跳、委中、阳陵泉、承山。

———————————————— （二）定位 ————————————————

穴位	定位
印堂	在人体前额部，当两眉头间连线与前正中线之交点处
太阳	颞部，眉梢与目外眦之间，向后约一横指的凹陷处
神庭	前发际正中直上5分
风府	后发际正中直上1寸处
俞府	位于胸部，当锁骨下缘，前正中线旁开2寸

续表

穴位	定位
璇玑	在胸部，当前正中线上，胸骨上窝中央下1寸
华盖	在胸部，当前正中线上，平第1肋间
膻中	平第4肋间隙，两乳头连线的中点
气海	位于体前正中线，脐下1.5寸
肩井	大椎与肩峰端连线的中点上，前直对乳中
大椎	正坐低头，位于颈部下端，第7颈椎棘突下凹陷中
八髎	又称上髎、次髎、中髎和下髎，左右共八个穴位，分别在第1、2、3、4骶后孔中，合称"八髎"
环跳	在髂后上棘与坐骨结节连线的中点，向下则投影在坐骨结节与股骨大转子连线中点稍内侧
委中	在膝后区，腘横纹中点
阳陵泉	小腿外侧，当腓骨头前下方凹陷处
承山	位于小腿后面正中，委中与昆仑穴之间，当伸直小腿或足跟上提时，腓肠肌肌腹下出现的尖角凹陷处即是

（三）手法操作

1

　　头面部按摩： 双手拇指或食指从印堂向左右分推至太阳穴，反复数次；再从印堂经神庭直推至风府穴，反复数次。

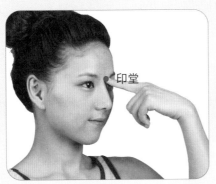
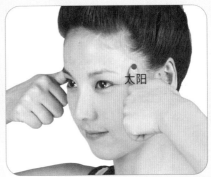

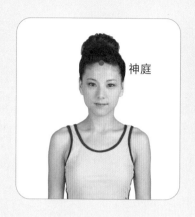

神庭

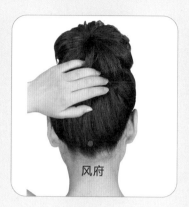

风府

2　**胸腹部按摩：** 从上而下依次按揉胸腹俞府、璇玑、华盖、膻中、气海穴至腹股沟中点，反复多次。

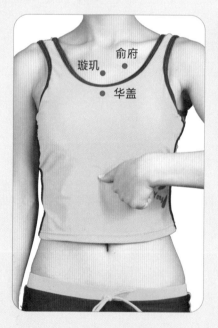

璇玑　俞府

华盖

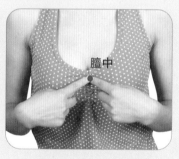

膻中

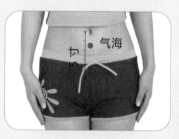

气海

3　**颈背按摩：** 双手拿两侧肩井 4～5 次，然后以双手掌由上至下反复揉搓背腰，并按大椎至八髎穴，抚触脊柱及其两侧。

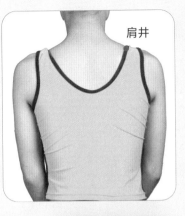

肩井

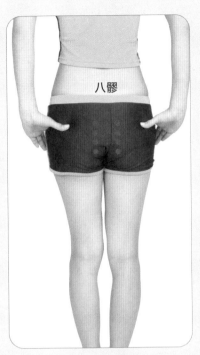

八髎

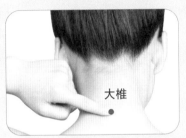

大椎

4

下肢按摩： 反复推拿大腿前内侧、前外侧肌肉，缓解肌肉僵硬。推拿大腿后侧，拍打背腰部及下肢，最后双手握住足踝部抖动，并可点按环跳、委中、阳陵泉、承山穴。

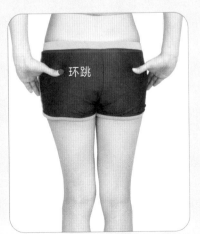

环跳

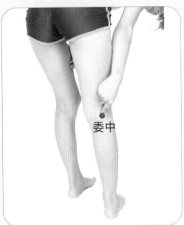

委中

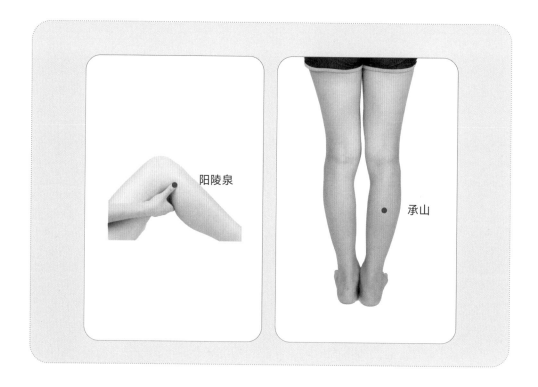

阳陵泉

承山

三、身心调养

1. 可用各种方法使肌肉放松，改善肌肉血液循环，加速代谢产物排出及营养物质的补充。如整理活动、水浴、蒸汽浴、按摩等。

2. 通过调节神经系统功能状态来消除疲劳。如睡眠、心理恢复、放松练习、音乐疗法等。

3. 通过补充机体在运动中大量失去的物质，促进疲劳的消除。如吸氧、补充营养物质及利用某些中药来调节身体机能等。

第二节 / 落枕

落枕是指在起床后或过度劳累之余，感到颈部酸胀僵硬疼痛。严重者可见转侧不灵活，甚至酸胀疼痛放射到肩部的一种症状。

一、表现

本症常见于睡眠姿势不良、颈椎病和颈部劳累（如伏案、看电视等长时间维持一种颈部姿势）之后。主要表现为颈部酸胀僵硬疼痛，活动受限，疼痛放射到肩背。轻者数日自愈，重者拖延数周不愈。检查时，颈部肌肉有明显压痛及粗硬感，肌张力增高。如有颈部外伤史，应拍 X 线片以排除骨折、脱位等。若为颈椎病，当有多种表现，如肢体麻木、头晕、心慌、恶心呕吐、耳鸣、视物不清等。

二、按摩

（一）选穴

大椎、风府、风池、天柱、风门、肩井、肩中俞。

（二）定位

穴位	定位
大椎	正坐低头，位于颈部下端，第7颈椎棘突下凹陷中
风府	在后发际正中直上1寸处
风池	位于项部，当枕骨之下，与风府穴相平，胸锁乳突肌与斜方肌上端之间的凹陷处
天柱	后发际正中旁开1.3寸
风门	背部，当第2胸椎棘突下，后正中线旁开1.5寸
肩井	大椎与肩峰端连线的中点上，前直对乳中
肩中俞	在背部，在第7颈椎棘突下，后正中线旁开2寸

（三）手法操作

双手拇指自上而下分别按两侧项韧带，交替按颈椎棘突，用多指分别按揉两侧胸锁乳突肌；然后一手扶住头顶部，另一手拿揉颈项部，一边旋转颈部，一边拿揉项韧带，左右交替；最后用拇指或食指点揉风府、风池、天柱、大椎、风门、肩井、肩中俞穴。

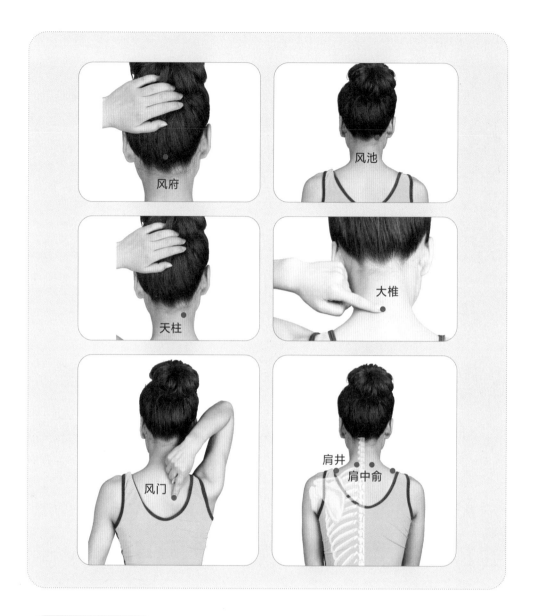

三、身心调养

1. 颈部活动幅度及力度不可过大。不可随意扭转，以免发生意外。

2. 行走和端坐要抬头挺胸，尽量维持上半身直立，避免弯腰驼背。需要长时间抬头或低头的人，经常做些放松肌肉、伸展颈肩关节的动作，以减轻颈椎压力。

3. 工作时保持一个良好的姿势，要做到腰部挺直，双肩后展，桌椅高度与自己身高比例合适，尽量避免长时间端坐。

4.枕头应软硬适中，高低合适；仰卧时与自己的拳头等高；侧卧时与一侧肩等高，头放在枕头上时，枕头不应有明显的变形。

第三节 / 颈椎病

颈椎病又称颈综合征，是指颈椎间盘退行性改变、颈椎骨质增生，以及颈部损伤等引起脊柱内外平衡失调，刺激和压迫颈部血管、神经、脊髓而产生一系列症状。主要的症状有颈肩痛、头晕头痛、上肢麻木，严重者可合并肢体功能丧失等综合症状。本病又称颈椎综合征或颈肩综合征，多见于中老年人，男性发病略高于女性。

一、表现

颈椎病的临床症状复杂多变，其中以颈项、肩胛、上胸壁及上肢疼痛或麻痛最为常见。颈椎病往往因颈部过劳、扭伤或寒冷刺激使症状加剧而诱发。

1.颈型：颈椎各椎间关节及周围肌筋损伤导致的颈肩背酸胀、疼痛，颈项僵硬。不能做点头、仰头及头颈部旋转活动，呈斜颈姿势，患者回头时须颈部与躯干共同旋转。

2.神经根型：颈丛和臂丛神经受挤压，造成颈项、肩胛、上胸壁、肩臂或手部放射性麻木、疼痛、无力或肌肉萎缩、感觉异常。

3.椎动脉型：由于颈椎骨质增生等原因，挤压椎动脉，造成头痛、头晕、恶心、呕吐、耳鸣、视物不清、记忆力减退、疲倦无力，严重者可出现位置性眩晕、猝倒等。

4.脊髓型：因脊髓受压而出现上下肢一侧或两侧麻木，走路无力不稳、瘫痪、大小便障碍等。

5.交感神经型：颈交感神经受压引起枕部疼痛、偏头痛、头昏、心慌、心动过速、胸闷肢冷、视物模糊、出汗障碍等综合症状。

6.混合型：临床上凡同时存在上述两型或两型以上症状者为混合型颈椎病。

二、按摩

（一）选穴

风府、大椎、风池、天鼎、肩井、肩中俞、肩外俞、天宗。

（二）定位

穴位	定位
风府	在颈后区，枕外隆突直下，两侧斜方肌之间凹陷处
大椎	第7颈椎棘突下凹陷中
风池	位于项部，当枕骨之下，与风府穴相平，胸锁乳突肌与斜方肌上端之间的凹陷处
天鼎	在颈侧面，扶突穴直下1寸，当胸锁乳突肌后缘处
肩井	位于人体的肩上，前直乳中，当大椎与肩峰端连线的中点，即乳头正上方与肩线交接处
肩中俞	当第7颈椎棘突下，后正中线旁开2寸
肩外俞	位于背部，当第1胸椎棘突下，后正中线旁开3寸
天宗	在肩胛部，当冈下窝中央凹陷处，与第4胸椎相平

（三）手法操作

1

颈背按摩：推摩拿揉颈部，用小鱼际擦颈部，多指揉颈部两侧，拇指揉颈部督脉路线；双手拇指或食指沿风府穴至大椎穴一段按揉弹拨；用拇指按揉风池、天鼎、肩井、肩中俞、肩外俞、天宗穴各5分钟。

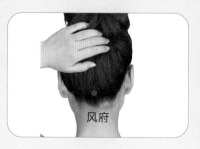

风府

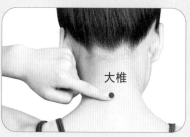

大椎

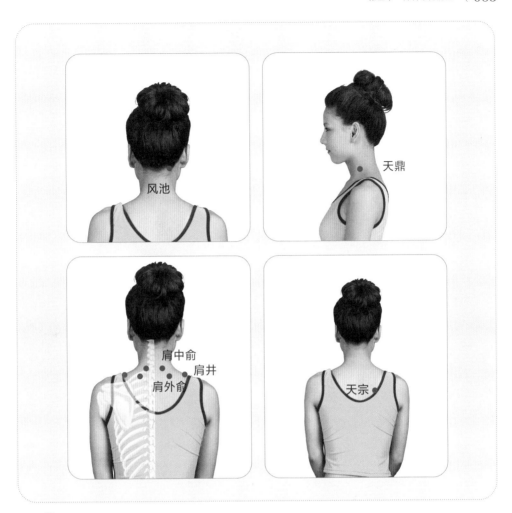

2
　　上肢按摩：用双手多指与掌根相对用力拿揉上臂，双手握患者腕部牵引抖动。

三、身心调养

　　1. 平时要注意颈部、肩部及上肢部的锻炼，坚持做颈部保健操，避免长期伏案工作或经常低头。

　　2. 枕头高低要适宜，避免过高。

　　3. 注意颈部保暖，避免受寒。

　　4. 游泳特别是蛙泳，可以有效地防治颈椎病。

第四节 / 肩部酸沉

肩部酸沉是指肩部无明显压痛、无明显功能受限，以肩部酸胀、沉重为主要特征的一种自觉症状。

一、表现

以肩部酸胀、沉重为主要特征，并可见肩部肌肉紧张度增高，有僵硬感，酸困无力，患侧肩部常有发凉的感觉，如继续发展，可导致肩周炎，出现明显压痛、功能受限等症状，颈椎病亦可引起肩部酸沉，但伴有颈椎病的典型表现。

二、按摩

（一）选穴

肩井、夹脊、天宗、肩中俞、肩外俞。

（二）定位

穴位	定位
肩井	位于人体的肩上，前直乳中，当大椎与肩峰端连线的中点，即乳头正上方与肩线交接处
夹脊	在背腰部，当第1胸椎至第5腰椎棘突下两侧，后正中线旁开0.5寸，一侧17个穴位
天宗	在肩胛部，当冈下窝中央凹陷处，与第4胸椎相平
肩中俞	当第7颈椎棘突下，后正中线旁开2寸
肩外俞	位于背部，当第1胸椎棘突下，后正中线旁开3寸

───── （三）**手法操作** ─────

用单手掌沿第1至第7胸椎两侧下行推，以双手掌从脊柱向两侧分推，然后以小鱼际侧部揉以上部位；用掌根和拇指分别揉肩上及肩胛内侧缘，掌根拨揉肩井穴和脊柱两侧夹脊穴，再以掌根、拇指按压上述部位；以拇指和其余四指拿揉肩部，拇指点按肩井、天宗、肩中俞、肩外俞穴。

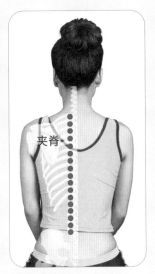 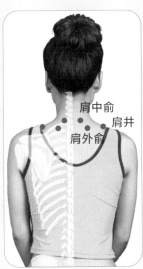 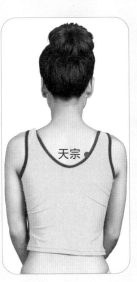

三、身心调养

1. 患肺气肿或心脏病者，应采取坐位，按压不可过重。因颈椎病或肩周炎等所致的肩部酸沉，应采用其他有针对性的手法。

2. 工作时保持一个良好的姿势，要做到腰部挺直，双肩后展，桌椅高度与自己身高比例合适，尽量避免长时间端坐。

3. 枕头应软硬适中，高低合适；仰卧时与自己的拳头等高；侧卧时与一侧肩等高，头放在枕头上时，枕头不应有明显的变形。

4. 注意保暖，睡觉时应穿内衣，肩部不要露在被子外面，避免肩部受寒着凉加重病情。

5. 适当做体育锻炼，比如练太极拳或者甩手动作，增强肩关节的运动。

第五节 / 背部强痛

> 背部强痛指背部肌肉强急疼痛，为过度疲劳后的常见症状，老年人尤为多见。

一、表现

背部强痛的主要表现是背部肌肉紧张、痉挛、疼痛，有压痛。疼痛有时牵连后项部，劳累时易加重。休息或做"伸懒腰"、扩胸、捶背等动作可减轻或缓解。如伴风寒侵袭或阳气素虚之人，则可见背部感觉发凉，遇温则舒。

二、按摩

（一）选穴

背俞穴、夹脊、肩井、天宗穴。

（二）定位

穴位	定位
背俞穴	背俞穴全部分布于背部足太阳经第1侧线上，即后正中线（督脉）旁开1.5寸处。含肺俞、厥阴俞、心俞、肝俞、胆俞、脾俞、胃俞、三焦俞、肾俞、大肠俞、小肠俞、膀胱俞
夹脊	在背腰部，当第1胸椎至第5腰椎棘突下两侧，后正中线旁开0.5寸，一侧17个穴位
肩井	位于人体的肩上，前直乳中，当大椎与肩峰端连线的中点，即乳头正上方与肩线交接处
天宗	在肩胛部，当冈下窝中央凹陷处，与第4胸椎相平

背俞穴对应脏腑及所在椎数如下。

背俞穴	脏腑	所在椎数
肺俞	肺	3
厥阴俞	心包	4
心俞	心	5
肝俞	肝	9
胆俞	胆	10
脾俞	脾	11
胃俞	胃	12
三焦俞	三焦	13
肾俞	肾	14
大肠俞	大肠	16
小肠俞	小肠	18
膀胱俞	膀胱	19

（三）手法操作

先用单掌或双掌直线推脊柱两侧，再用双掌分推背部，以小鱼际侧部揉背部。单掌或双掌由上而下揉背部，拇指拨揉或按摩"背俞穴"，以肘尖重点揉夹脊。双掌重叠，按压、振颤脊柱。继用单手掌搓揉"背俞穴"，以有热感为度。用空拳或鱼际侧部拍打背部。最后拿揉肩井，点按肩井、天宗穴。

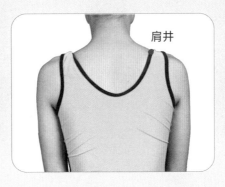

肩井

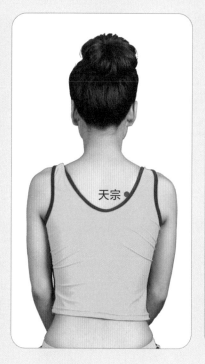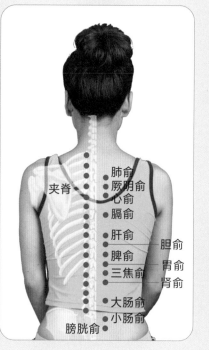

天宗

夹脊
肺俞
厥阴俞
心俞
膈俞
肝俞 ——— 胆俞
脾俞 ——— 胃俞
三焦俞 ——— 肾俞
大肠俞
小肠俞
膀胱俞

三、身心调养

1. 放松心情。
2. 避免过度疲劳。

第六节 / 肩关节周围炎

  肩关节周围炎简称肩周炎，又称"五十肩""露肩风""冻结肩""肩凝症""肩痹"等，是一种肩关节囊及软组织的慢性无菌性炎症。本病是以肩部疼痛和肩关节运动受限为主症的一种老年性常见疾病。发病年龄多在 50 岁左右，女性多见。

一、表现

1. 疼痛与压痛：肩周炎疼痛的性质多为酸痛或钝痛。早期肩部疼痛剧烈，肿胀明显。疼痛可扩散至肘部，遇寒湿疼痛加剧，遇热痛减，日轻夜重，常常影响睡眠。后期肩部疼痛减轻，但活动障碍较显著。常可在肩峰下滑囊及三角肌下滑囊部、肱二头肌长头或短头腱沟、三角肌后缘、冈上肌与冈下肌附着点，以及肩内俞、肩贞、天宗等部位找到明显压痛点。

2. 活动障碍：病程越长，活动障碍越明显。常不能完成日常生活中的简单动作，如穿衣、洗脸、梳头、系腰带等。

3. 肌肉萎缩：患肩病久，局部肌肉常出现失用性萎缩，尤以三角肌较为明显。

二、按摩

———— （一）选穴 ————

中府、缺盆、肩髃、极泉、肩井、肩外俞、秉风、天宗、肩贞。

———— （二）定位 ————

穴位	定位
中府	位于胸前壁外上方，前正中线旁开6寸
缺盆	在锁骨上窝之中点
肩髃	在肩峰前下方，当肩峰与肱骨大结节之间凹陷处；将上臂外展平举，肩关节部即可呈现出两个凹窝，前面一个凹窝中即为此穴
极泉	腋窝正中，腋动脉搏动处
肩井	位于人体的肩上，前直乳中，当大椎与肩峰端连线的中点，即乳头正上方与肩线交接处
肩外俞	位于背部，当第1胸椎棘突下，后正中线旁开3寸
秉风	在肩胛骨冈上窝中央，天宗穴直上，举臂有凹陷处
天宗	在肩胛部，当冈下窝中央凹陷处，与第4胸椎相平
肩贞	在肩关节后下方，肩臂内收时，腋后纹头上1寸

—— （三）手法操作 ——

1 胸腹部按摩：点按中府、缺盆、肩髃、极泉穴约 2 分钟，按摩至有酸胀感为度。

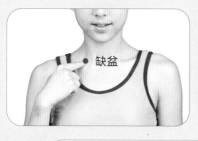
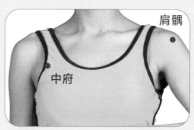

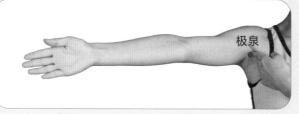

2 背部按摩：双手拇指分别按秉风、天宗、肩井、肩贞、肩外俞穴各约 3 分钟，至有酸胀感为度。拇指按揉或拨肩部痛点。

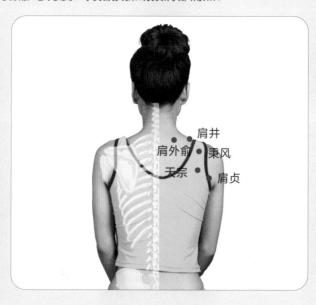

3 　　按摩后放松：双掌或握空拳拍打或叩打肩背及上臂部，多指与掌根推拿臂部。

三、身心调养

1.按摩治疗后，在病变局部进行湿热敷或中药熏洗，待疼痛缓解后，逐渐加强肩关节功能锻炼。

2.注意肩部保暖，防止受风着凉。睡觉时应穿内衣，肩部不要露在被子外面，避免肩部受寒着凉加重病情。

3.注意保护患肩，避免过劳与外伤。

第七节 / 上肢酸痛

　　上肢酸痛是上肢肌肉、关节酸胀、疼痛的一种不适症状，多为过度疲劳所致。

一、表现

上肢酸痛主要表现为上肢肌肉、关节酸胀疼痛，压痛广泛，局部肌张力增高，休息可缓解，但无上肢功能障碍。若为过度疲劳所致，则必有上肢活动量过大、活动时间过长等情况。若为感受风寒所致，则有上肢受凉等情况，并有上肢发凉、遇冷酸痛加重、遇热痛减的特点。

二、按摩

—————— （一）选穴 ——————

肩髃、曲池、曲泽、手三里、内关、合谷。

―――――――― （二）定位 ――――――――

穴位	定位
肩髃	在肩峰前下方，当肩峰与肱骨大结节之间凹陷处；将上臂外展平举，肩关节部即可呈现出两个凹窝，前面一个凹窝中即为此穴
曲池	屈肘成直角，当肘弯横纹尽头处
曲泽	位于肘横纹中，当肱二头肌腱的尺侧缘
手三里	在前臂背面桡侧，在阳溪与曲池穴连线上，肘横纹下2寸处
内关	腕横纹上2寸，掌长肌腱与桡侧腕屈肌腱之间
合谷	在手背，第2掌骨桡侧的中点处

―――――――― （三）手法操作 ――――――――

1 肩部按摩：点按肩髃约 3 分钟，至酸麻感。

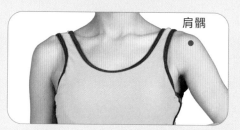

2 上肢按摩：拇指点按曲池、曲泽、手三里、内关、合谷穴，以局部有酸胀感为度。

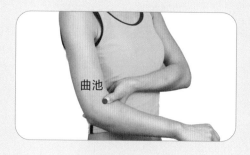

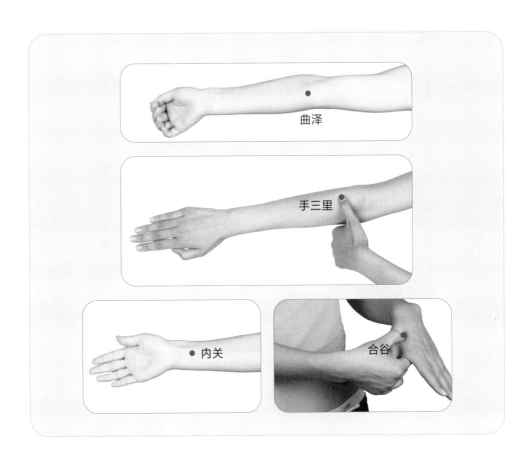

三、身心调养

1. 上肢酸痛者应适当注意上肢休息。

2. 注意体位的变化，如靠姿、睡姿等是否压迫上肢神经、血管，可做局部肌肉的热敷、按摩，加强血液循环。

3. 注意上肢局部的保暖。

4. 如有剧烈疼痛、运动障碍或其他全身症状者，应去医院检查治疗。

第八节 / 下肢酸沉无力

下肢酸沉无力是指下肢感觉酸困、酸胀或酸痛，沉重无力的一种不适症状。

一、表现

下肢酸沉无力的主要表现是下肢酸困、酸胀或酸痛，沉重无力。或见双腿重如灌铅，疲乏困倦；或兼表证，一身酸痛。多见于工作劳累或剧烈运动之后，经休息后症状可减轻或逐步消失。若伴外邪侵犯，则可拖延数日。

二、按摩

（一）选穴

环跳、委中、足三里、上巨虚、下巨虚、承山、解溪、昆仑、太溪、涌泉。

（二）定位

穴位	定位
环跳	在髂后上棘与坐骨结节连线的中点，向下则投影在坐骨结节与股骨大转子连线中点稍内侧
委中	在膝后区，腘横纹中点
足三里	位于小腿外侧，犊鼻下3寸，犊鼻与解溪连线上
上巨虚	在犊鼻穴下6寸，足三里穴下3寸
下巨虚	在小腿前外侧，当犊鼻下9寸，距胫骨前缘一横指（中指），上巨虚穴下3寸
承山	位于小腿后面正中，委中与昆仑穴之间，当伸直小腿或足跟上提时，腓肠肌肌腹下出现的尖角凹陷处即是
解溪	在足背与小腿交界处的横纹中央凹陷中，当拇长伸肌腱与趾长伸肌腱之间
昆仑	在外踝后方，外踝尖与跟腱之间的凹陷处
太溪	在足踝区，内踝尖与跟腱之间的凹陷处
涌泉	在足底部，蜷足时足前部凹陷处

（三）手法操作

1

放松按摩： 单手掌从上向下直推下肢两侧及后侧数次，双掌对揉下肢，双手多指反复拿揉下肢。

2

　　下肢按摩：单掌或双掌搓下肢部位，点拨环跳、委中、足三里、上巨虚、下巨虚、承山、解溪，对掐昆仑、太溪；按摩涌泉穴，以热为度，继以手掌拍打下肢，双手握住踝关节牵引抖动下肢。

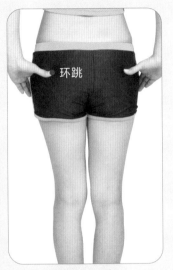

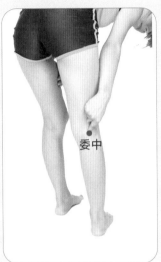

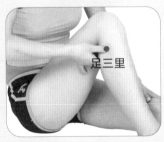

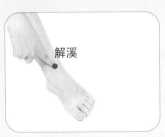

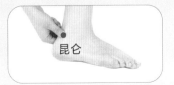

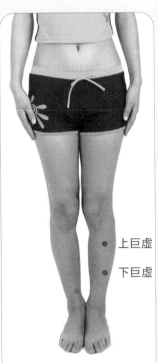

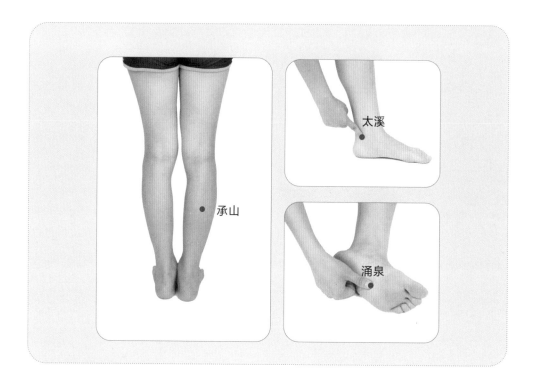

三、身心调养

1. 适当注意下肢休息。

2. 注意体位的变化，如坐姿、睡姿等是否压迫下肢神经、血管，可做局部肌肉的热敷、按摩，加强血液循环。

3. 注意下肢局部的保暖。

4. 平时可适量补钙，多晒太阳。

5. 如有剧烈疼痛、运动障碍或其他全身症状者，应去医院检查治疗。

第九节 / 足跟痛

足跟痛是指足跟疼痛，局部不红不肿，影响行走站立的一种症状。虽非大病，但痛苦不小，应及时消除。

一、表现

足跟痛的主要表现为，局部不红不胀，影响行走站立。足跟部在承重后疼痛难忍，活动后可稍缓解，坐卧或休息时无症状。触摸足跟部有明显的压痛点，X 射线检查可见跟骨骨刺的形成或骨膜的增厚。外伤或鸡眼等引起的足跟痛另当别论。

二、按摩

（一）选穴

涌泉、昆仑、太溪、环跳、委中、承山、悬钟。

（二）定位

穴位	定位
涌泉	在足底部，蜷足时足前部凹陷处
昆仑	在外踝后方，外踝尖与跟腱之间的凹陷处
太溪	在足踝区，内踝尖与跟腱之间的凹陷处
环跳	在髂后上棘与坐骨结节连线的中点，向下则投影在坐骨结节与股骨大转子连线中点稍内侧
委中	在膝后区，腘横纹中点
承山	位于小腿后面正中，委中与昆仑穴之间，当伸直小腿或足跟上提时，腓肠肌肌腹下出现的尖角凹陷处即是
悬钟	在小腿外侧，当外踝尖上3寸，腓骨前缘处

（三）手法操作

先按压涌泉，对掐昆仑、太溪，至有酸胀感；再用肘尖按压第 4 腰椎旁的骶棘肌，点环跳、委中、承山、悬钟各 5 分钟，活动踝关节及足部结束。

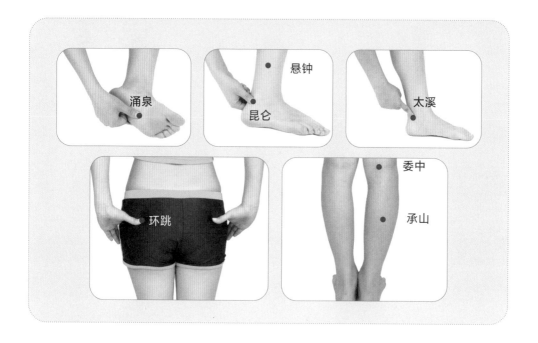

三、身心调养

1. 急性期注意休息，减少承重导致的疼痛，症状减轻后应减少站立和行走。应穿软底鞋或在鞋内放置海绵垫，以减轻足跟压力。

2. 慢性期足跟痛的病人，宜多休息，少负重，穿软底鞋，足部宜保暖，避免受寒冷刺激，不要长距离行走。每日要进行踝关节的跖屈与背伸活动，每次活动锻炼5～10次，频率不要太快，但每次屈、伸活动争取到最大限度。也可每日进行5～6次的下蹲或足跖部着力的短时间站立。

3. 根据患者不同的年龄，不同的学习、工作环境，不同的心理状态，给以分析、解释，并通过语言交流，转移患者注意力，消除各种不利于治疗的心理反应，鼓励患者树立战胜疾病的信心，促进患者早日恢复身体健康。

第十节 / 疲劳性腰痛

疲劳性腰痛是慢性腰痛的一种，一般指腰骶部肌肉、筋膜等软组织慢性劳损引起的腰部酸痛或胀痛的症状。本症也称疲劳性腰酸。

一、表现

疲劳性腰痛的主要表现为腰骶部一侧或两侧酸痛或胀痛，时轻时重，反复发作，缠绵不愈。根据劳损的部位，可有广泛的压痛。酸痛多在劳累后加剧，休息后减轻，并与气候变化有关。腰腿活动一般无明显障碍，但活动时有牵制不适感。急性发作时，各种症状明显加重，并有肌痉挛、脊椎侧弯、下肢牵制等症状。兼受风湿者，患处喜热怕冷，局部皮肤粗糙，感觉迟钝。

二、按摩

（一）选穴

脾俞、胃俞、三焦俞、肾俞、大肠俞、小肠俞、膀胱俞、委中。

（二）定位

穴位	定位
脾俞	在背部，当第11胸椎棘突下，后正中线旁开1.5寸
胃俞	位于背部，当第12胸椎棘突下，后正中线旁开1.5寸
三焦俞	位于第1腰椎棘突下，后正中线旁开1.5寸
肾俞	第2腰椎棘突下，后正中线旁开1.5寸
大肠俞	位于腰部，当第4腰椎棘突下，后正中线旁开1.5寸
小肠俞	位于骶部，当第1骶椎棘突下，后正中线旁开1.5寸，与第1骶后孔齐平
膀胱俞	位于骶部，第2骶椎棘突下，后正中线旁开1.5寸，与第2骶后孔齐平
委中	在膝后区，腘横纹中点

（三）手法操作

1 **放松按摩**：用手掌根下行推脊柱两侧，双手掌分推腰部。以小鱼际侧部揉腰部，以掌根、拇指或肘尖揉腰部。

2

腰背按摩：以拇指与多指在腰两侧做紧缩性拿法，往返拍腰两侧。接着，一手按住腰后脊柱，另一手将两下肢抬起离开床面，做轻度的后伸和左右旋转。最后以拇指或肘尖按压脾俞、胃俞、三焦俞、肾俞、大肠俞、小肠俞、膀胱俞至有酸麻感。

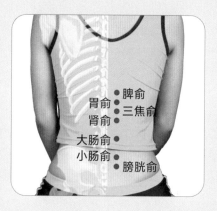

3

下肢按摩：按摩委中穴5分钟，至有酸麻感。

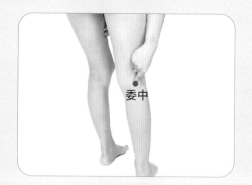

三、身心调养

1. 活动腰部时不可乱扳，以免发生意外。应注意腰部休息，并纠正不良姿势。

2. 不要只顾忙于工作，平时经常走走，规律的运动可缓解腰痛。

3. 养成良好的睡眠习惯，早睡、早起则能起到缓解腰痛等健康问题。

4. 释放心理压力可改善腰痛。

第十一节 / 急性腰扭伤

急性腰扭伤是指因各种突然刺激造成的腰部软组织损伤，又称"扭腰""闪腰"，是一种常见的外伤疾患。由于腰部脊柱是一根独立的支柱，承担着人体 60% 以上的重量，并从事着复杂的运动。腰部前方只有松软的腹腔和髂腰肌，附近仅有一些肌肉、筋膜和韧带等无骨性结构的保护，因此在负重或不协调的运动中，极易受到损伤。损伤在急性期末能给予有效治疗，则容易转化为慢性，成为顽固的腰背痛。

一、表现

腰痛发病骤然，伤后即感腰部一侧或两侧局限性疼痛。患者常能指出准确的疼痛部位，有些患者在受伤时感到腰部清脆的响声或有韧带撕裂样感觉，随即感到疼痛。小便用力时均感到疼痛加剧。触摸患侧腰肌可见紧张、痉挛、僵硬等。

二、按摩

（一）选穴

腰痛点、环跳、殷门、委中、承山。

（二）定位

穴位	定位
腰痛点	手背，在第2、3掌骨及第4、5掌骨之间，当腕横纹与掌指关节中点处（腕背横纹下1寸），一手两穴
环跳	在髂后上棘与坐骨结节连线的中点，向下则投影在坐骨结节与股骨大转子连线中点稍内侧
殷门	在大腿后面，承扶穴与委中穴的连线上，承扶穴下6寸

续表

穴位	定位
委中	在膝后区，腘横纹中点
承山	位于小腿后面正中，委中与昆仑穴之间，当伸直小腿或足跟上提时，腓肠肌肌腹下出现的尖角凹陷处即是

（三）手法操作

1

上肢按摩：以拇指按揉腰痛点，缓解腰部疼痛。

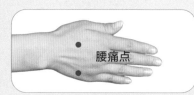

腰痛点

2

腰背按摩：自上而下做"八"字形分推背腰部数遍，两掌自上而下揉脊柱两侧腰肌，双手拇指在腰部疼痛部位揉推分拨，并顺其肌纤维方向推理肌筋数遍；用掌根按压腰部两侧。

3

下肢按摩：以双手拇指分别按揉两侧环跳、殷门、委中、承山穴。按压承山穴时嘱患者活动腰部。

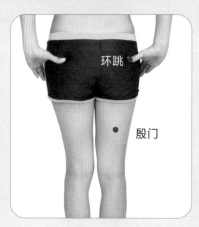

环跳

殷门

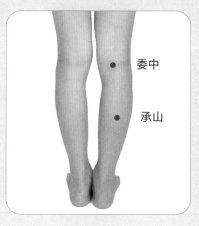

委中

承山

三、身心调养

1. 治疗期间，腰部禁止做大幅度运动，卧硬板床休息 3～5 天，减少腰部运动，并防止腰部受寒冷刺激，注意腰部保暖。

2. 注意劳动姿势，不宜做大幅度的运动，避免无精神准备的突然动作。

3. 急性疼痛减轻后，平时积极参加体育锻炼，加强腰部柔韧性训练、腰背肌锻炼，增强腰肌的保护能力。

第十二节 ／ 腰肌劳损

腰肌劳损是指腰部肌筋慢性损伤，主要是腰骶部的肌肉、筋膜、韧带、小关节等组织的慢性损伤。在慢性腰痛病例中，腰部劳损占相当大的比例。本病多发生于体力劳动者。

一、表现

有长期腰痛和反复发作史，腰骶部和腰椎两侧疼痛不适，时轻时重，缠绵不愈，腰部发紧、沉重，病人不能明确地指出疼痛部位。疼痛在过量劳动后加重，休息后减轻，部分被按摩者腰部疼痛与天气变化有密切关系。腰部运动一般无明显障碍，但腰部活动过多即感腰部有牵制感，多数被按摩者腰部喜热怕冷，甚至局部皮肤感觉迟钝。急性发作时，各种症状均加重，可出现腰肌痉挛、脊柱侧弯、患侧下肢有牵涉性疼痛等症状。

二、按摩

──────── （一）选穴 ────────

肾俞、志室、腰阳关、秩边、气海。

（二）定位

穴位	定位
肾俞	第2腰椎棘突下，旁开1.5寸
志室	第2腰椎棘突下，旁开3寸
腰阳关	在腰部，当后正中线上，第4腰椎棘突下凹陷中
秩边	平第4骶后孔，骶正中嵴旁开3寸
气海	位于体前正中线，脐下1.5寸

（三）手法操作

1 **放松按摩：**双手掌交叉放于患者脊柱及其两侧，做上下纵行分推，双手大鱼际或掌根部自下而上揉背部及腰骶部，按摩两侧骶棘肌。

2 **腰背按摩：**用双手掌根按压患者腰背部肌筋；双手拇指重叠，分别自上而下左右拨患者两侧骶棘肌，拇指重点按揉、推理腰部痛点；单掌擦摩患者腰骶部，大鱼际或掌根擦肾俞、志室、腰阳关、秩边穴，以有透热感为佳。

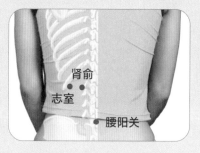
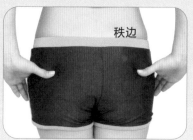

3 **腹部按摩：**点按气海穴 3 分钟，以有酸麻感为度。

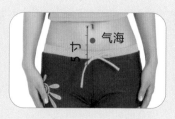

三、身心调养

1. 对腰部的急性损伤，应做到彻底治愈，否则急性损伤会转为慢性损伤。

2. 已成慢性腰肌损伤患者应坚持长期治疗，平时注意纠正工作中的不良姿势，睡觉宜用硬板床，白天可以宽皮带束腰。

3. 尽量避免站立位负重工作。

4. 在劳动中要注意尽可能变换姿势，纠正习惯性姿势不良。

5. 注意腰部保暖，避免着凉，节制房事。

6. 坚持腰背锻炼，增加腰肌弹性和固护能力。如腰部后伸运动：一手按腰部，一手托双膝进行腰部后伸、做环绕运动；屈双腿；腰部屈曲运动等。

第十三节 / 腰椎间盘突出症

> 腰椎间盘突出症的发生是由于腰椎间盘发生退行性改变以后，因某种原因（损伤、过劳等）导致纤维环部分或全部破裂，连同髓核一并从纤维环的缺损处向外胀出，压迫神经根或脊髓（马尾神经），引起腰伴下肢的放射性疼痛。此病是临床常见病，多发生于青壮年体力劳动者。

一、表现

1. 多数患者有外伤史或反复发作史。

2. 腰部疼痛，咳嗽、打喷嚏及腹压加大时（如用力排便等）疼痛加剧，重者起卧困难，步履跛行，疼痛难忍。

3. 一侧或双侧下肢坐骨神经分布区域出现放射性疼痛，且常发生在腰痛减轻或消失时。疼痛先由臀部开始，逐步放射到大腿后侧、小腿后外侧，有的可至足背外侧及足跟和足掌，如果突出部位在中央，则可出现马尾神经症状，表现为鞍区麻痹和大小便障碍。

4. 腰部活动受限，以后伸受限为主，少数前屈受限明显。

5. 脊柱有不同程度的侧弯，突出物位于神经根的腋部，即神经根与马尾成角处。为了使神经根躲开突出物的压迫而脊柱凸向健侧；相反，如果突出物位于神经根的上方，则脊柱凸向患侧，以避开突出物对神经根的压迫。

6. 病程长的被按摩者还可出现小腿后外侧、足背、足跟及足掌麻木感，患肢可见不同程度的肌肉萎缩。

7. 患肢温度下降，部分被按摩者感到患肢发凉，检查发现患肢温度较健侧温度低。

二、按摩

（一）选穴

环跳、承扶、殷门、委中、承山、阳陵泉、悬钟、昆仑、髀关、梁丘、足三里、解溪、冲门、扭伤、肩井。

（二）定位

穴位	定位
环跳	在髂后上棘与坐骨结节连线的中点，向下则投影在坐骨结节与股骨大转子连线中点稍内侧
承扶	在大腿后面，臀下横纹的中点
殷门	在大腿后面，承扶穴与委中穴的连线上，承扶穴下6寸
委中	在膝后区，腘横纹中点
承山	位于小腿后面正中，委中与昆仑穴之间，当伸直小腿或足跟上提时，腓肠肌肌腹下出现的尖角凹陷处即是
阳陵泉	小腿外侧，当腓骨头前下方凹陷处
悬钟	在小腿外侧，当外踝尖上3寸，腓骨前缘处
昆仑	在外踝后方，外踝尖与跟腱之间的凹陷处
髀关	在股前区，股直肌近端、缝匠肌与阔筋膜张肌3条肌肉之间凹陷中
梁丘	在股前区，髌底上2寸，髂前上棘与髌底外侧端的连线上
足三里	位于小腿外侧，犊鼻下3寸，犊鼻与解溪连线上
解溪	在足背与小腿交界处的横纹中央凹陷中，当拇长伸肌腱与趾长伸肌腱之间
冲门	位于人体的腹股沟外侧，距耻骨联合上缘中点3.5寸，当髂外动脉搏动处的外侧
肩井	大椎与肩峰端连线的中点上，前直对乳中

（三）手法操作

1

下肢后侧按摩

（1）用手掌或前臂揉压腰骶部脊柱两侧数遍，然后用小鱼际或掌指关节擦揉腰骶部数遍；用拇指或肘尖拨梨状肌及臀部条索状物，揉拨、按压承扶、殷门、环跳、委中、承山、昆仑穴。

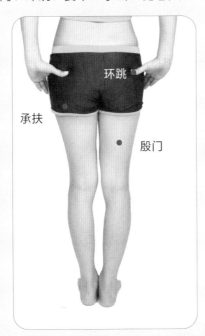
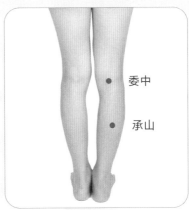
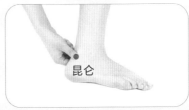

（2）用肘关节屈曲紧贴腰段棘突与骶棘肌内缘之间，由上至下往返滑按数遍，重点滑按突出部；再用手掌推或前臂压胆经路线数遍，然后用拇指揉拨阳陵泉、悬钟及昆仑穴。

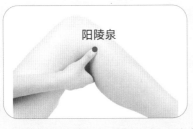
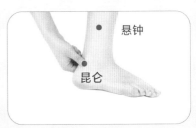

（3）以手掌根压揉髀关至梁丘穴数遍；拇指揉拨小腿前外侧，重压阳陵泉、足三里、解溪穴，同时让患者抬高或屈伸患肢髋、膝关节数遍，双手按压冲门穴。

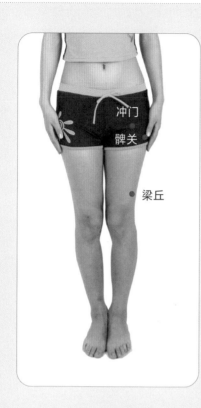

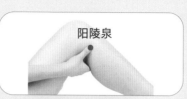

阳陵泉

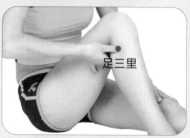

足三里

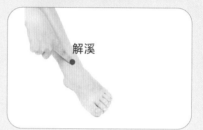

解溪

冲门

髀关

梁丘

2

肩背按摩：用双手拇指或肘按压肩井穴，拿肩部。

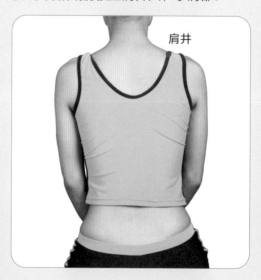

肩井

三、身心调养

1. 可配合牵引疗法。

2. 治疗期间睡硬板床，注意保暖，防止潮湿受凉。

3. 按摩必须排除骨质病变。

4. 恢复期注意功能锻炼。

5. 可选用理疗、针灸等配合治疗。

第十四节 / 骨性膝关节炎

骨性膝关节炎是指损伤、劳损所致膝关节软骨面变性，软骨下骨板反应性增生，骨刺形成，从而引起一系列临床症状的一种疾病。是中老年人的常见病、多发病之一。

一、表现

1. 疼痛经常出现在活动之后，上下楼梯或由坐位突然站起时疼痛加剧，休息后感觉关节僵硬，不活动时无自发性疼痛。部分被按摩者有时在行走时有膝关节滑脱感。

2. 膝关节肿胀，股四头肌萎缩。

3. 膝关节周围压痛，关节活动受限。活动髌骨时，关节有疼痛感。个别患者可出现膝内翻或膝外翻。

4. 关节内有游离体时，行走时可突然出现绞锁现象，稍活动又突然消失。

二、按摩

（一）选穴

梁丘、鹤顶、内膝眼、足三里、昆仑、风市、膝阳关、阳陵泉、箕门、血海、阴陵泉、地机、委中、承筋、承山。

（二）定位

穴位	定位
梁丘	在股前区，髌底上2寸，髂前上棘与髌底外侧端的连线上
鹤顶	位于膝部，髌骨上缘正中凹陷处
内膝眼	屈膝，在髌韧带内侧凹陷处
足三里	位于小腿外侧，犊鼻下3寸，犊鼻与解溪连线上
昆仑	在外踝后方，外踝尖与跟腱之间的凹陷处
风市	位于大腿外侧中线上，腘横纹水平线上7寸，腹外侧肌与股二头肌之间，直立垂手时，中指尖所点处是穴
膝阳关	在膝外侧，当股骨外上髁上方的凹陷处
阳陵泉	小腿外侧，当腓骨头前下方凹陷处
箕门	位于人体的大腿内侧，当血海穴与冲门穴连线上，血海穴上6寸
血海	位于股前区，髌底内侧端上2寸，股内侧肌隆起处，在股骨内上髁上缘，股内侧肌中间
阴陵泉	在小腿内侧，胫骨内侧下缘与胫骨内侧缘之间的凹陷中
地机	小腿内侧，当内踝尖与阴陵泉穴的连线上，阴陵泉穴下3寸
委中	在膝后区，腘横纹中点
承筋	在小腿后面，当委中与承山的连线上，腓肠肌肌腹中央，委中下5寸
承山	位于小腿后面正中，委中与昆仑穴之间，当伸直小腿或足跟上提时，腓肠肌肌腹下出现的尖角凹陷处即是

（三）手法操作

（1）双手抱揉或用掌根揉膝关节周围及内外膝眼，以膝部有热感为佳；继之用双手拇指将髌骨向内推，同时垂直按压髌骨边缘压痛点（力量由轻到重）；再以单手掌根推按髌骨下缘，反复多次；点按梁丘、鹤顶、内膝眼、足三里、昆仑穴。

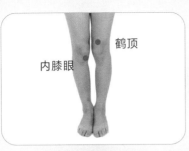

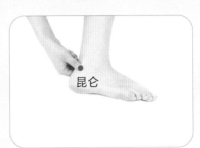

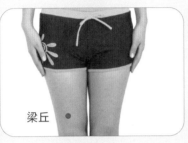

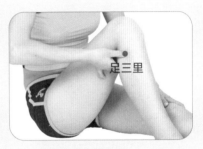

（2）推按或肘压患肢胆经路线（自环跳穴以下至膝旁），重点推按压痛点，点按风市、膝阳关和阳陵泉穴；用掌根揉按血海穴区并点按箕门、血海、阴陵泉、地机穴。

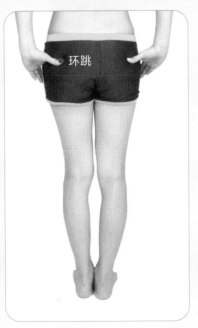

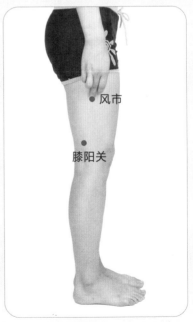

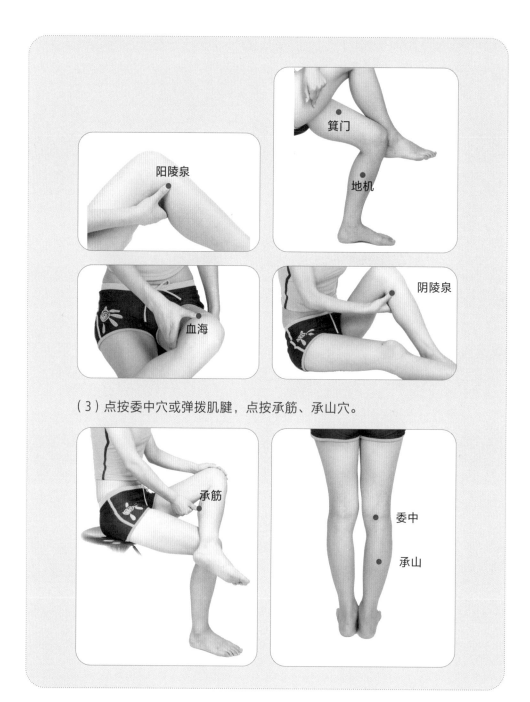

（3）点按委中穴或弹拨肌腱，点按承筋、承山穴。

三、身心调养

1.避免劳累，注意保暖，可用热水袋热敷。

2. 应注意对患肢进行适当的功能锻炼，如膝关节屈伸运动。

3. 肥胖者应注意减肥。

第十五节 ／ 痔

> 痔（俗称痔疮）是一种位于肛门部位的常见疾病，任何年龄都可发病，但随着年龄增长，发病率逐渐增高。在我国，痔疮是最常见的肛肠疾病。
>
> 痔疮的形成，多由臀部瘀血所致，病因包括长期久站、久坐、便秘、积劳等。痔疮一般分内痔、外痔，其成因是一样的。内痔的主要症状是大便出血，但肛门不痛；外痔只有在排便时脱出肛门，会发痒。

一、表现

1. 主要表现为便血，便血的性质可为无痛、间歇性、便后鲜血，便时滴血或手纸上带血，便秘、饮酒或进食刺激性食物后加重。

2. 单纯性内痔无疼痛仅有坠胀感，可出血，发展至脱垂，合并血栓形成、嵌顿、感染时才出现疼痛。

3. 内痔分为 4 度。

（1）Ⅰ度：排便时出血，便后出血可自行停止，痔不脱出肛门；

（2）Ⅱ度：常有便血；排便时脱出肛门，排便后自动还纳；

（3）Ⅲ度：痔脱出后需手辅助还纳；

（4）Ⅳ度：痔长期在肛门外，不能还纳；其中，Ⅱ度以上的内痔多形成混合痔，表现为内痔和外痔的症状同时存在，可出现疼痛不适、瘙痒，其中瘙痒常由于痔脱出时有黏性分泌物流出。后三度多成混合痔。

4. 外痔平时无特殊症状，发生血栓及炎症时可有肿胀、疼痛。

二、按摩

—————————— （一）选穴 ——————————

会阴、会阳。

（二）定位

穴位	定位
会阴	位于人体肛门和生殖器的中间凹陷处
会阳	在骶部，尾骨端旁开0.5寸

（三）手法操作

1

点按会阴穴：用中指轻轻点按会阴穴约 2 分钟，以有酸胀感能忍受为宜。

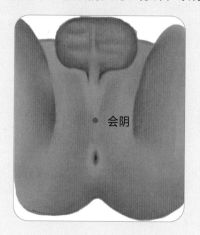

会阴

2

点按会阳穴：用拇指轻轻点按会阳穴约 2 分钟，以有酸胀感能忍受为宜。

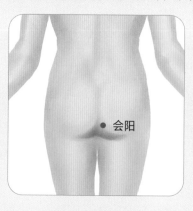

会阳

三、身心调养

1. 要加强全身或肛门局部锻炼，如常做提肛运动，增强体质。

2. 预防便秘，不要过多地摄入辣椒、烈酒、槟榔等刺激性食物，少吃上火的食物。

3. 养成定时排便的习惯，不要强忍大便，蹲厕时间不宜过长及过分用力，每次排便不超过 5 分钟。

4. 保持肛门周围清洁，每次大便后清洗肛门，尤其是腹泻时，勤换内裤；不要用不清洁或过于粗糙的手纸或废纸等揩拭肛门。

5. 注意下身保暖。

6. 纠正不良姿势，避免久坐久立，加强局部功能锻炼。

7. 注意孕产期保健。

第四章

儿科
常见病症

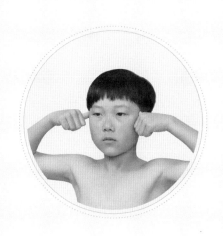

早在马王堆出土的汉朝医书《五十二病方》中就有对幼儿进行抚触推拿按摩的记载。小儿抚触推拿按摩明清时期已在民间已经广泛流传。明代，其独特的治疗体系已经形成，并广泛应用于小儿临床治疗。发展至今，小儿抚触推拿按摩已被公认为安全有效、绿色保健的治疗方法。不仅是在幼儿生病时可以对症选用合适的推拿方法，平时经常给幼儿做抚触推拿按摩还能起到防病保健的作用。

对幼儿的抚触推拿按摩是一种温暖的传递，更是一种爱的传递，抚触推拿按摩可帮助幼儿加快新陈代谢，活动全身肌肉，使肌体更健壮，身体更健康；通过对幼儿皮肤的刺激，能使幼儿身体产生更多的激素，促进对食物的消化、吸收和排泄，加快体重的增长；抚触推拿按摩还能改善幼儿睡眠，减少烦躁情绪；同时，抚触推拿按摩过程可以培养亲子感情，使幼儿更积极地面对世界。

幼儿身体各个器官娇嫩，给幼儿推拿的力度要轻，以免伤害到幼儿娇嫩的血管和淋巴管。由于所用的力度轻，很多时候给幼儿的推拿被称为抚触，系统化的抚触在很多国家甚至已经成为照顾婴儿的一项必不可少的程序。

在给幼儿做抚触推拿按摩时可以放些轻音乐，同时轻声细语地跟他说话，这样可以刺激幼儿大脑的发育，提高思维运转能力。

但婴儿抚触推拿按摩并不适合所有的幼儿，骨折、皮肤感染等的幼儿不适合做抚触推拿按摩；患其他疾病的幼儿，抚触推拿按摩时应注意观察幼儿状态，若没有明显好转，请及时就医。

第一节 / 小儿发热

小儿外感发热

由于小儿形体稚弱，抗邪能力较差，加之冷热不知调节，家长护理不当，易为风寒外邪所侵，邪气侵袭体表，卫外之阳被郁而致发热。

一、表现

外感发热的主要症状是怕冷，发热，无汗或少汗，鼻塞，流涕，咳嗽，喷嚏，舌苔薄白。

二、按摩

（一）选穴

天门、坎宫、太阳、风池、天河水、三关、肺经、外劳宫、肺俞、膻中、乳根、六腑、脊。

（二）定位

穴位	定位
天门	两眉中间至前发际呈一直线。操作者两拇指自下而上交替直推，亦称推攒竹，开天门
坎宫	自眉心起至眉梢成一横线。操作者用两拇指自眉心向两侧做分推，称推坎宫，亦称"分推阴阳"
太阳	颞部，眉梢与目外眦之间，向后约一横指的凹陷处
风池	位于项部，当枕骨之下，与风府穴相平，胸锁乳突肌与斜方肌上端之间的凹陷处
天河水	前臂正中，自总筋至曲池呈一直线
三关	前臂桡侧缘，自阳池至曲池呈一直线
肺经	无名指末节螺纹面或无名指掌面，由指尖至指根呈一直线
外劳宫	掌背中，与内劳宫相对
肺俞	位于背部，第3胸椎棘突旁开1.5寸
膻中	平第4肋间隙，两乳头连线的中点
乳根	在胸部，第5肋间隙，前正中线旁开4寸
六腑	前臂尺侧，自阴郄至少海呈一直线。操作者一手持小儿腕部以固定，另一手拇指或食指、中指面自肘横纹推向腕横纹，即推（退）六腑
脊	后正中线上，自第1胸椎至尾椎端呈一直线

（三）手法操作

1

头面部按摩：开天门、推坎宫、揉太阳、点按风池各 50 次。

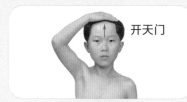
开天门

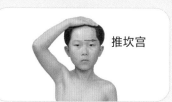
推坎宫

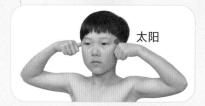
太阳

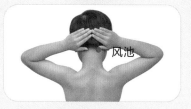
风池

2

上肢按摩：清天河水 300 次、推三关 300 次、清肺经 300 次、揉外劳宫 50 次。

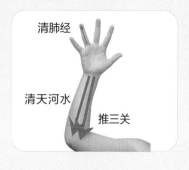
清肺经
清天河水
推三关

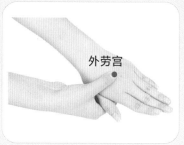
外劳宫

3

背部按摩：揉肺俞 100 次。

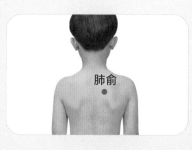
肺俞

4

胸腹按摩：推膻中、乳根各 50 次。

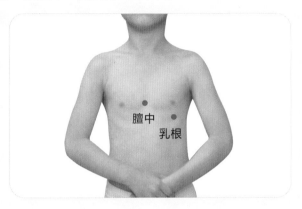

5

热度高至 39℃以上者，加推六腑 400 次，推脊 200 次。

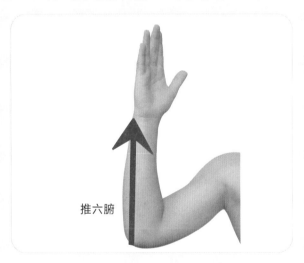

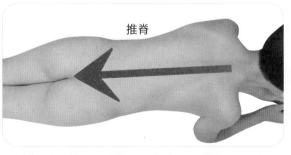

三、身心调养

1. 患病期间，要卧床休息，多喝开水，饮食要选易于消化的食物。
2. 注意身体锻炼，多做户外活动，增强体质。
3. 冬春感冒流行时，少去公共场所，避免交叉感染。
4. 高热患儿及时物理降温，做好口腔护理。

小儿食积发热

乳食停积中焦，胃失和降，则呕吐酸腐不消化之物；脾失运化，升降失常，气机不利，出现脘腹胀痛，大便不利，臭如败卵；或积滞壅塞，腑气不通，而见腹胀腹痛，大便秘结，此属乳食内积之实证。

一、表现

食积发热的特点，是热多发于下午或上午发热较低，下午发热较高，手足心热，饮食减少，嗳气吞酸，大便酸臭或有呕吐，肚腹胀满，多啼而情绪不安，口渴，舌苔厚腻。

二、按摩

—————————— （一）选穴 ——————————

脾经、板门、四横纹、大肠经、足三里、中脘、天枢、脾俞、胃俞、承浆、膻中、龟尾、七节骨、脊。

—————————— （二）定位 ——————————

穴位	定位
脾经	拇指末节螺纹面或拇指桡侧缘，由指尖至指根呈一直线。补脾经指操作者一手持小儿拇指以固定，另一手以拇指螺纹面旋推小儿拇指螺纹面；清脾经指操作者一手持小儿拇指以固定，另一手以拇指从指尖向指根方向直推小儿螺旋面

续表

穴位	定位
板门	手掌大鱼际平面
四横纹	掌面食、中、无名、小指近侧指间关节横纹处
大肠经	食指桡侧缘，自食指尖至虎口呈一直线。清大肠指操作者一手持小儿食指以固定，另一手以拇指螺纹面由小儿虎口推向食指
足三里	位于小腿外侧，犊鼻下3寸，犊鼻与解溪连线上
中脘	脐中上4寸
天枢	脐中旁开2寸
脾俞	在背部，当第11胸椎棘突下，旁开1.5寸
胃俞	位于背部，当第12胸椎棘突下，旁开1.5寸
承浆	在面部，颏唇沟的正中凹陷处
膻中	平第4肋间隙，两乳头连线的中点
龟尾	尾椎骨端
七节骨	自第4腰椎至尾椎端呈一直线
脊	后正中线上，自第1胸椎至尾椎端呈一直线

（三）手法操作

1

    上肢按摩： 清脾经 300 次、补脾经 100 次，沿着拇指桡侧缘从指根推向指尖 300 次、从指尖推向指根 100 次，揉板门 100 次，推四横纹 100 次；清大肠 300 次。

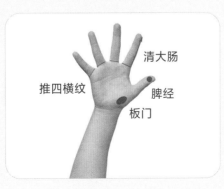

2

下肢按摩：点按足三里约 3 分钟，至酸麻感为度。

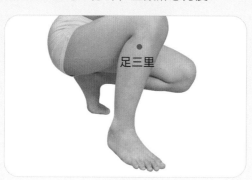

3

胸腹部按摩：按摩腹部约 3 分钟，点中脘、天枢穴各约 3 分钟，至酸麻感为度。

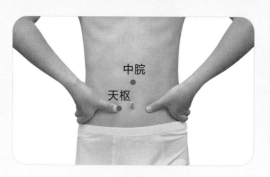

4

背部按摩：按脾俞、胃俞各 50 次。

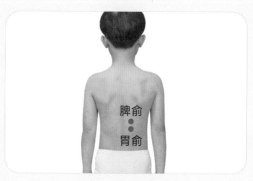

5

如有呕吐加揉承浆 10 次，推膻中 2 分钟。

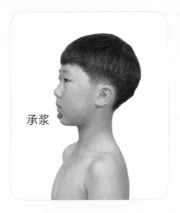

承浆

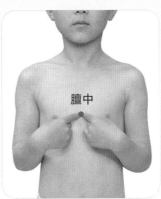

膻中

6

如有泄泻加揉龟尾 400 次，推七节骨 200 次。

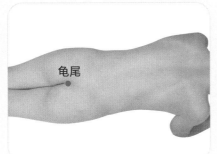

龟尾

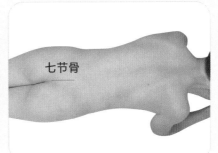

七节骨

7

如热度高至 39℃以上者加推脊 200 次。

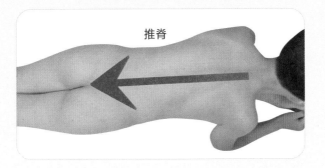

推脊

三、身心调养

1. 要卧床休息，适当地控制饮食，哺乳小儿应适当地减少每次哺乳时间，较大患儿供应米汤及稀粥为宜。

2. 随着年龄的增长，逐渐添加相适应的辅助食品，不应偏食、杂食，应合理喂养。

3. 应保持大便通畅，养成良好的排便习惯。

4. 饮食、起居有时，不吃零食，纠正偏食，少吃甜食，更不要乱服滋补品。

第二节 / 小儿咳嗽

咳嗽是小儿肺部疾病中的一个常见证候，是呼吸道一种保护性反射动作，多数预后良好，少部分患者反复发作，日久不愈。咳嗽是许多疾病的一个症状，如果咳嗽不是突出的主要症状，则不属于本病范畴，应注意与百日咳、肺炎等引起的咳嗽进行鉴别。

一、表现

风寒咳嗽并有怕冷，流清鼻涕或兼发热等症状；风热咳嗽伴有黄痰黏稠、不易咳出、咽喉肿痛、大便秘结等症状；内伤咳嗽一般见干咳少痰、久咳不止、食欲不振、形体消瘦等症状。

二、按摩

（一）选穴

肺经、内八卦、外劳宫、膻中、乳根、乳旁、肺俞、风池、天门、坎宫、太阳、三关、小横纹、肺经、肾经、足三里。

（二）定位

穴位	定位
肺经	无名指末节螺纹面或无名指掌面，由指尖至指根呈一直线。补肺经可从指尖推向指根；清肺经可从指根推向指尖
内八卦	手掌面，以掌心为圆心，从圆心至中指根横纹的2/3处为半径。顺运内八卦是操作者手持小儿四指以固定，掌心向上，拇指从离卦向兑卦开始顺时针方向进行
外劳宫	掌背中，与内劳宫相对
膻中	平第4肋间隙，两乳头连线的中点
乳根	乳头直下，平第5肋间隙
乳旁	乳头外旁开0.2寸
肺俞	位于背部，第3胸椎棘突旁开1.5寸
风池	位于项部，当枕骨之下，与风府穴相平，胸锁乳突肌与斜方肌上端之间的凹陷处
天门	两眉中间至前发际呈一直线。操作者两拇指自下而上交替直推，亦称推攒竹，开天门
坎宫	自眉心起至眉梢成一横线。操作者用两拇指自眉心向两侧做分推，称推坎宫，亦称"分推阴阳"
太阳	颞部，眉梢与目外眦之间，向后约一横指的凹陷处
三关	前臂桡侧缘，自阳池至曲池呈一直线
小横纹	掌面食、中、无名、小指掌指关节横纹头
肾经	小指末节螺纹面或小指掌面稍偏尺侧，由指尖至指根呈一直线。补肾经可从指根推向指尖；清肾经可从指尖推向指根
足三里	位于小腿外侧，犊鼻下3寸，犊鼻与解溪连线上

（三）手法操作

1 **上肢按摩：**清肺经300次，顺运内八卦100次，揉外劳宫100次。

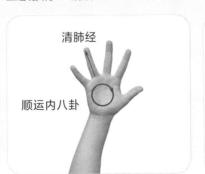

清肺经

顺运内八卦

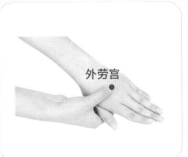

外劳宫

2

胸腹按摩：揉膻中、乳根、乳旁穴各 100 次。

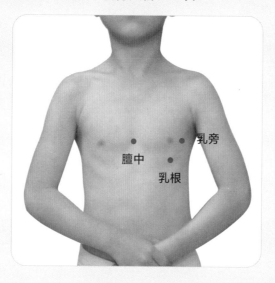

3

头背部按摩：揉肺俞 100 次，分推肩胛骨 100 次，点按风池 100 次。

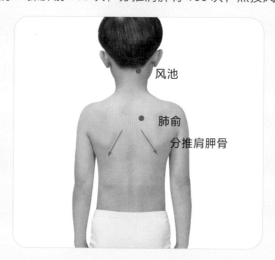

4

若外感风寒、风热咳嗽，加开天门、推坎宫、揉太阳、推三关、揉小横纹。

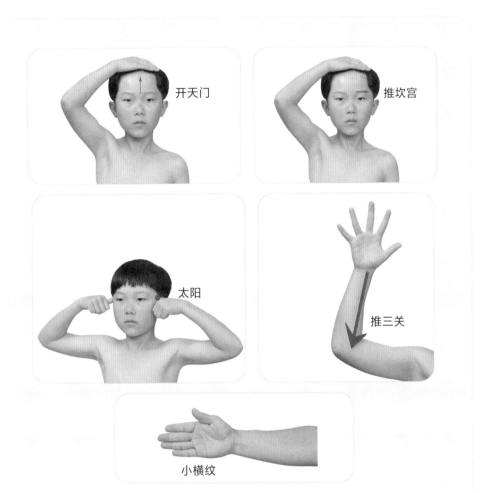

5 若内伤咳嗽，加补肺经、补肾经、揉足三里。

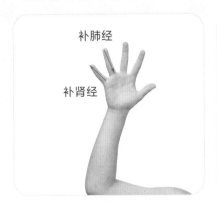

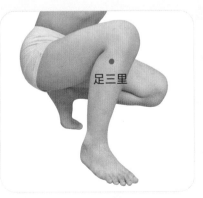

三、身心调养

1. 注意气候变化，注意保暖，防止外邪侵袭。

2. 少食辛辣香燥及肥甘厚味，以防燥伤肺阴，多喝水，饮食宜清淡。

3. 外邪未解之前，忌食油腻荤腥；咳嗽未愈之前，忌食过咸过酸食物。

4. 避免刺激咽喉部的食物及其他因素，如烟尘刺激、喊叫、哭闹等。

第三节 / 小儿厌食

厌食是指儿童较长时期食欲不振，甚至拒食的一种病症。发病原因主要是由于喂养不当，导致脾胃不和，受纳运化失职。

一、表现

长期的食欲减退或消失、以食量减少为主要症状，1～6岁小儿多见。严重者可导致营养不良、贫血、佝偻病及免疫力低下，出现反复呼吸道感染，对儿童生长发育、营养状态和智力发展也有不同程度的影响。

二、按摩

（一）选穴

天河水、内八卦、脾经、板门、腹、脾俞、胃俞、肝俞、肾俞。

（二）定位

穴位	定位
天河水	前臂正中，自总筋至曲池呈一直线
内八卦	手掌面，以掌心为圆心，从圆心至中指根横纹的2/3处为半径。顺运内八卦是操作者手持小儿四指以固定，掌心向上，拇指从离卦向兑卦开始顺时针方向进行

续表

穴位	定位
脾经	拇指末节螺纹面或拇指桡侧缘，由指尖至指根呈一直线。补脾经指操作者一手持小儿拇指以固定，另一手以拇指螺纹面旋推小儿拇指螺纹面；清脾经指操作者一手持小儿拇指以固定，另一手以拇指从指尖向指根方向直推小儿螺旋面
板门	手掌大鱼际平面
腹	腹部，分为摩腹和分推腹阴阳；摩腹指操作者用掌面或四指摩腹，顺时针为泻，逆时针为补；分推腹阴阳指患儿仰卧，操作者用两拇指指端沿肋弓角边缘或自中脘至脐，向两旁分推
肝俞	在背部，当第9胸椎棘突下，旁开1.5寸
脾俞	在背部，当第11胸椎棘突下，旁开1.5寸
胃俞	在背部，当第12胸椎棘突下，旁开1.5寸
肾俞	第2腰椎棘突下，旁开1.5寸

（三）手法操作

1

　　上肢按摩：推天河水 300 次；顺运内八卦 300 次，运的感觉为接触皮肤，又不产生压力，又像是悬空，想象八卦那种柔和感；补脾经 300 次；揉板门 100 次。

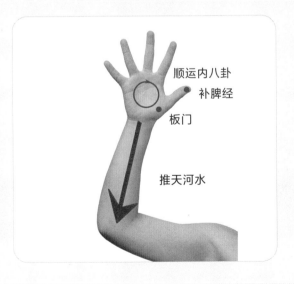

顺运内八卦
补脾经
板门
推天河水

2

腹部按摩： 采用顺时针的方式摩腹 300 次，使大便沿升结肠、横结肠、降结肠的方向运动，稍大点的孩子可以采用揉腹的方式，即有一定的渗透力进行。分推腹阴阳 300 次。

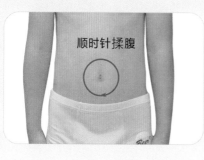

顺时针揉腹

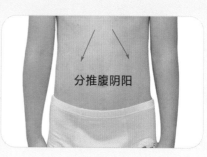

分推腹阴阳

3

背部按摩： 点揉肝俞、脾俞、胃俞、肾俞各 100 次。

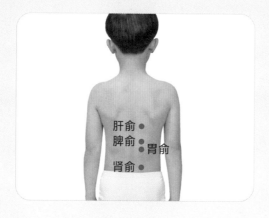

肝俞
脾俞
胃俞
肾俞

三、身心调养

1. 保持合理的膳食，建立良好的进食习惯。给小孩进食要定时定量，饭前不要吃零食，饭前和饭后不要喝太多水和饮料，日常不要吃太多油腻或过甜、过冷的食物。

2. 给孩子做好榜样，父母不挑食或偏食。

3. 注意引导，当孩子不愿意吃某种食物时，大人应当有意识有步骤地去引导他们品尝这种食物，既不无原则迁就，也不过分勉强。

4. 创造良好的进食气氛，使孩子在愉快心情下摄食。

5. 不要使用补药和补品去弥补孩子营养的不足，而要耐心讲解各种食品的味道及其营养价值。

第四节 / 小儿疳积

疳积指小儿面黄肌瘦，腹部膨大的病，多由饮食没有节制或腹内有寄生虫引起。

一、表现

患儿身体虚弱，面黄肌瘦，精神羸弱，食欲不振或食后呕吐嗳气，肚腹凹陷或腹胀，午后发热，手足心更为明显，易哭。有的患儿哭声不扬，大便溏泄或带腥臭，有时吐泻夹虫；有的患儿则便干闭结，夜卧不安；有的患儿则经常发虚热，肚腹胀大并且青筋暴露，到这时期，患儿反觉容易饥饿，吃东西不择好坏，常偷吃泥土杂物，喜咬爪甲，夜里咬牙、流清涎，病程拖长了，患儿身体更加衰弱，出盗汗，小便黄赤，呼吸短促，神昏惊厥。

二、按摩

（一）选穴

脾经、大肠经、肝经、心经、肾经、板门、中脘、脐、肩井、脊、足三里。

（二）定位

穴位	定位
脾经	拇指末节螺纹面或拇指桡侧缘，由指尖至指根呈一直线。补脾经指操作者一手持小儿拇指以固定，另一手以拇指螺纹面旋推小儿拇指螺纹面；清脾经指操作者一手持小儿拇指以固定，另一手以拇指从指尖向指根方向直推小儿螺纹面
大肠经	食指桡侧缘，自食指尖至虎口呈一直线。清大肠指操作者一手持小儿食指以固定，另一手以拇指螺纹面由小儿虎口推向食指

续表

穴位	定位
肝经	食指末节螺纹面或食指掌面，由指尖至指根呈一直线。清肝经指操作者一手持小儿食指以固定，另一手以整个食指掌面自指根推向指尖；补肝经可操作者一手持小儿食指以固定，另一手以整个食指掌面自指尖推向指根。肝经宜清不宜补，若肝虚补后应加清，或以补肾经代之
心经	中指末节螺纹面或中指掌面，由指尖至指根呈一直线。清心经可操作者一手持小儿中指以固定，另一手以整个中指掌面自指根推向指尖；补心经可操作者一手持小儿中指以固定，另一手以整个中指掌面自指尖推向指根。心经宜清不宜补，恐动心火；若气血不足补后应加清，或以补脾代之
肾经	小指末节螺纹面或小指掌面稍偏尺侧，由指尖至指根呈一直线。补肾经可从指根推向指尖；清肾经可从指尖推向指根。肾经宜补不宜清，若需清法时，多以清小肠代之
板门	手掌大鱼际平面
中脘	脐中上4寸
脐	脐中
肩井	大椎与肩峰端连线的中点上，前直对乳中
脊	后正中线上，自第1胸椎至尾椎端呈一直线
足三里	位于小腿外侧，犊鼻下3寸，犊鼻与解溪连线上

（三）手法操作

1

上肢按摩： 补脾经 300 次，清大肠 200 次，清肝经 200 次，清心经 200 次，补肾经 400 次，揉板门 100 次。

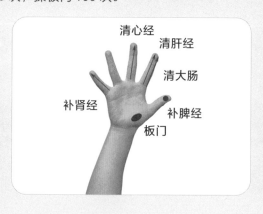

2

胸腹部按摩：按摩中脘 5 分钟，揉脐 3 分钟。

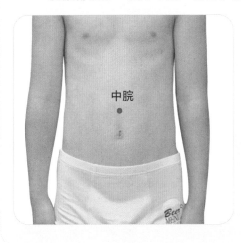
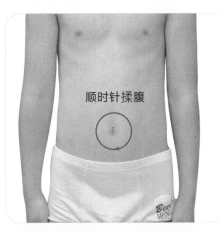

中脘

顺时针揉腹

3

颈背按摩：按肩井 100 次，捏脊 5 遍。

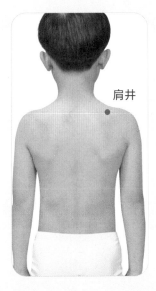
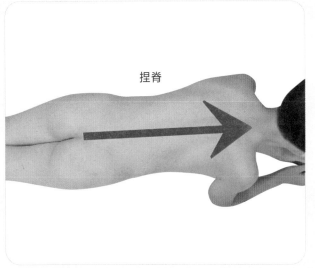

肩井

捏脊

4

下肢按摩：按足三里 10 次。

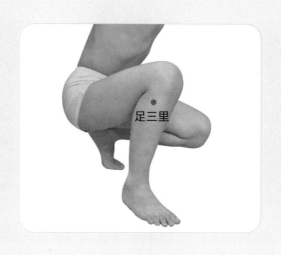

足三里

三、身心调养

1. 注意饮食卫生，如属寄生虫引起的，需服驱虫药治疗。

2. 注意调养，在喂养方面，注意遵循先稀后干，先素后荤，先少后多，先软后硬的原则。

3. 注意营养搭配。

4. 必要时进行治疗，特别是对原发病、消耗性疾病的治疗。

第五节 / 小儿便秘

便秘是指大便秘结不通，排便时间延长，或欲大便而排时不爽，艰涩难以排出。小儿便秘是由于排便规律改变所致，指排便次数明显减少、大便干燥、坚硬，秘结不通，排便时间间隔较久（＞2天），无规律，或虽有便意而排不出大便。

便秘本身不是一个独立的疾病，是某种疾病的一个症状，既可单独出现，又可继发于其他疾病过程之中。小儿便秘可分为功能性便秘、器质性便秘两大类，前者多为习惯性便秘，与体质、饮食习惯及生活无规律有关，若突然改变生活环境，或过食辛辣香燥、饮食过于精细等；后者多由某些器质性疾病引起，如先天性巨结肠。

一、表现

大便干燥坚硬，排便困难，有时 2～3 日或更长时间排便一次，兼有腹胀，嗳气，不想吃食物，面色发黄，嘴唇干燥，小便少而黄等症状。

二、按摩

（一）选穴

脾经、大肠经、肾经、板门、中脘、天枢、腹、脊、七节骨、足三里。

（二）定位

穴位	定位
脾经	拇指末节螺纹面或拇指桡侧缘，由指尖至指根呈一直线。补脾经指操作者一手持小儿拇指以固定，另一手以拇指螺纹面旋推小儿拇指螺纹面；清脾经指操作者一手持小儿拇指以固定，另一手以拇指从指尖向指根方向直推小儿螺旋面
大肠经	食指桡侧缘，自食指尖至虎口呈一直线。清大肠指操作者一手持小儿食指以固定，另一手以拇指螺纹面由小儿虎口推向食指
肾经	小指末节螺纹面或小指掌面稍偏尺侧，由指尖至指根呈一直线。补肾经可从指根推向指尖；清肾经可从指尖推向指根。肾经宜补不宜清，若需清法时，多以清小肠代之
板门	手掌大鱼际平面
中脘	脐中上4寸
天枢	脐中旁开2寸
腹	腹部，分为摩腹和分推腹阴阳；摩腹指操作者用掌面或四指摩腹，顺时针为泻，逆时针为补；分推腹阴阳指患儿仰卧，操作者用两拇指指端沿肋弓角边缘或自中脘至脐，向两旁分推
脊	后正中线上，自第1胸椎至尾椎端呈一直线
七节骨	从第4腰椎至尾椎端呈一直线。推上七节骨指自下向上做直推；推下七节骨指自上而下直推
足三里	位于小腿外侧，犊鼻下3寸，犊鼻与解溪连线上

（三）手法操作

1 上肢按摩：清脾经 200 次，补脾经 100 次，清大肠 300 次，补肾经 300 次，揉板门 100 次。

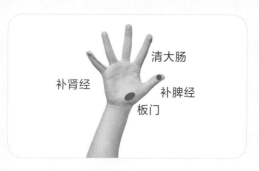

2 胸腹按摩：揉中脘 300 次，揉天枢 300 次，顺时针摩腹 300 次。

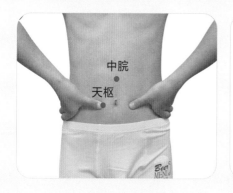 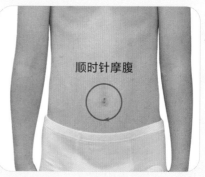

3 背部按摩：捏脊 20 次，推下七节骨 300 次。

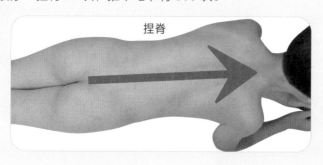

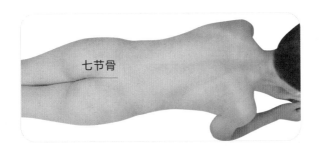

七节骨

4 **下肢按摩：**按足三里 100 次。

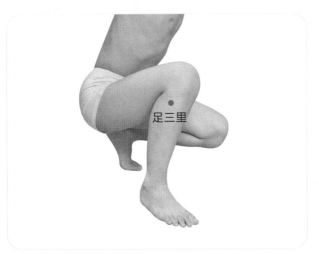

足三里

三、身心调养

1. 对于以奶粉喂养为主的婴幼儿，奶粉宜调稀一些，并加适量果汁或蔬菜汁。对于断奶后的小儿，主食不宜过于精细，应鼓励小儿多吃些青菜、水果，多喝开水，加强活动，养成每天排便的习惯。

2. 少食辛辣香燥等易于上火之品。

3. 养成良好的定时排便习惯，改掉拿着书如厕等不良习惯。

4. 积极锻炼身体，多运动，保持每天有足够的运动量。

5. 及时治疗原发疾病，如先天性巨结肠、过敏性结肠炎等。

第六节 / 小儿腹泻

腹泻是以大便次数增多，粪质稀薄或如水样为特征的一种小儿常见病。本病一年四季均可以发生，尤以夏、秋两季发病为多。发病年龄以婴幼儿为主，其中 6 个月至 2 岁以下的小儿发病率高。

一、表现

1. 轻症泄泻：大便次数增多，一日几次至十数次，粪便稀薄，色黄或草绿色，夹有不消化白色乳块，粪便腥臭或腐臭味，腹鸣，时有腹痛、便后痛减，厌乳，食欲减退，体温正常或有低热，一般精神尚好。

2. 重症泄泻：重症泄泻有从轻症演变而成，亦有开始即是重症者。主要症状为大便次数频繁，粪便呈水样而带有黏液、昼夜十数次至数十次，呕吐，高热，烦躁不安，口渴欲饮，舌干唇红，小便少而黄。

二、按摩

（一）选穴

脾经、大肠经、板门、脐、腹、七节骨、龟尾、足三里、膻中、中脘、承浆、脾俞、胃俞、六腑、天河水、脊。

（二）定位

穴位	定位
脾经	拇指末节螺纹面或拇指桡侧缘，由指尖至指根呈一直线。补脾经指操作者一手持小儿拇指以固定，另一手以拇指螺纹面旋推小儿拇指螺纹面；清脾经指操作者一手持小儿拇指以固定，另一手以拇指从指尖向指根方向直推小儿螺旋面
大肠经	食指桡侧缘，自食指尖至虎口呈一直线。清大肠指操作者一手持小儿食指以固定，另一手以拇指螺纹面由小儿虎口推向食指；补大肠指操作者一手持小儿食指以固定，另一手以拇指螺纹面由食指指尖推向小儿虎口

续表

穴位	定位
板门	手掌大鱼际平面
脐	肚脐中
腹	腹部，分为摩腹和分推腹阴阳；摩腹指操作者用掌面或四指摩腹，顺时针为泻，逆时针为补；分推腹阴阳指患儿仰卧，操作者用两拇指指端沿肋弓角边缘或自中脘至脐，向两旁分推
七节骨	从第4腰椎至尾椎端呈一直线。推上七节骨指自下向上做直推；推下七节骨指自上而下直推
龟尾	在尾椎端
足三里	位于小腿外侧，犊鼻下3寸，犊鼻与解溪连线上
膻中	平第4肋间隙，两乳头连线的中点
中脘	脐中上4寸
承浆	在面部，颏唇沟的正中凹陷处
脾俞	在背部，当第11胸椎棘突下，旁开1.5寸
胃俞	位于背部，当第12胸椎棘突下，旁开1.5寸
六腑	前臂尺侧，自阴郄至少海呈一直线。操作者一手持小儿腕部以固定，另一手拇指或食指、中指面自肘横纹推向腕横纹，即推（退）六腑
天河水	前臂正中，自总筋至洪池（曲池）呈一直线
脊	后正中线上，自第1胸椎至尾椎端呈一直线

（三）手法操作

1

上肢按摩：补脾经 400 次，补大肠 200 次，揉板门 200 次。

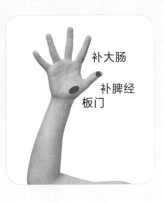

2

腹部按摩：揉脐 300 次，逆时针摩腹 200 次。

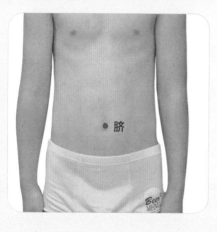
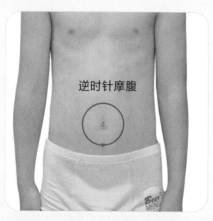

脐

逆时针摩腹

3

后背按摩：上推七节骨 300 次，揉龟尾 600 次。

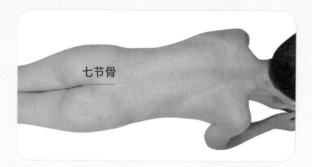

七节骨

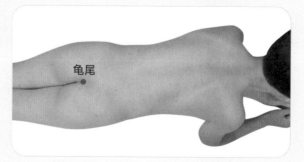

龟尾

4

按足三里 100 次。

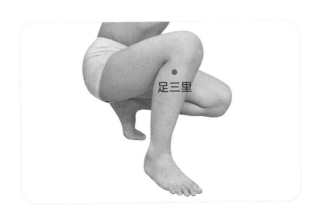

5

　　如有呕吐加推膻中 200 次，摩中脘 200 次，掐承浆 100 次，按脾俞、胃俞各 300 次。

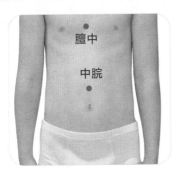
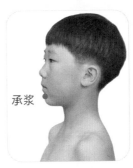
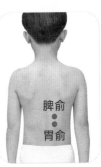

6

　　高热加推六腑 400 次，推天河水 300 次，推脊 200 次。

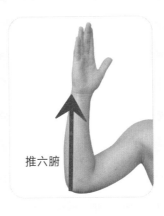
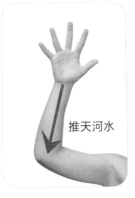

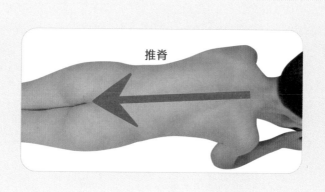

推脊

三、身心调养

1. 保持皮肤清洁干燥，注意每次泄泻后用温水洗净肛门。

2. 适度控制饮食，减轻脾胃负担。腹泻期间喂乳的小儿适当减少每次哺乳时间，较大的患儿以食米汤及稀粥为宜，忌食油腻、生冷及不易消化的食物。

3. 注意饮食卫生，食物应新鲜、干净，不吃生冷、变质及不洁的食物，不暴饮暴食；饭前、便后要洗手，餐具要卫生；同时要乳食有节，饥饱有度。

4. 提倡母乳喂养，不宜在夏季及小儿有病时断奶，遵循添加辅食原则，注意科学喂养。

5. 加强户外活动，注意气候变化，防止感受外邪，尤其是避免腹部受凉。

6. 注意补水，别脱水。

7. 密切观察病情变化，及早发现腹泻变证，一旦出现高热等变证应抓紧时间及时给予药物治疗。

第七节 / 小儿呕吐

呕吐是脾胃系疾病的一个常见证候，也是机体的一种本能反应，可将食入胃内的有害物质排出体外，起到保护作用，见于多种消化道病症中，常因胃失和降，气逆于上，以致乳食由胃经口而出，多因伤食、胃寒、胃热等引起，无年龄限制，夏秋季节易于患病。频繁而剧烈的呕吐可妨碍饮食，导致脱水引起电解质紊乱、酸碱平衡失调、营养障碍等，对机体有危害。

一、表现

身微发热或不发热，不思乳食，时作恶心，吐出酸臭的乳片和不消化的食物，也可呕出无气味的痰水或夹有乳食，肚腹胀满不舒。

二、按摩

（一）选穴

脾经、板门、内八卦、外劳宫、膻中、乳旁、中脘、脾俞、胃俞、足三里、六腑、大肠经、七节骨、天柱骨、三关。

（二）定位

穴位	定位
脾经	拇指末节螺纹面或拇指桡侧缘，由指尖至指根呈一直线。补脾经指操作者一手持小儿拇指以固定，另一手以拇指螺纹面旋推小儿拇指螺纹面；清脾经指操作者一手持小儿拇指以固定，另一手以拇指从指尖向指根方向直推小儿螺旋面
板门	手掌大鱼际平面
内八卦	手掌面，以掌心为圆心，从圆心至中指根横纹的2/3处为半径。顺运内八卦是操作者手持小儿四指以固定，掌心向上，拇指从离卦向兑卦开始顺时针方向进行
外劳宫	掌背中，与内劳宫相对
膻中	平第4肋间隙，两乳头连线的中点
乳旁	乳头外旁开0.2寸
中脘	脐中上4寸
脾俞	在背部，当第11胸椎棘突下，旁开1.5寸

续表

穴位	定位
胃俞	位于背部，当第12胸椎棘突下，旁开1.5寸
足三里	位于小腿外侧，犊鼻下3寸，犊鼻与解溪连线上
六腑	前臂尺侧，自阴郄至少海呈一直线。操作者一手持小儿腕部以固定，另一手拇指或食指、中指面自肘横纹推向腕横纹，即推（退）六腑
大肠经	食指桡侧缘，自食指尖至虎口呈一直线。清大肠指操作者一手持小儿食指以固定，另一手以拇指螺纹面由小儿虎口推向食指
七节骨	从第4腰椎至尾椎端呈一直线。推上七节骨指自下向上做直推；推下七节骨指自上而下直推
天柱骨	即颈柱骨，项后中间入发际1寸处直至第7颈椎
三关	前臂桡侧缘，自阳池至曲池呈一直线

（三）手法操作

1

上肢按摩： 清脾经 200 次，补脾经 200 次，揉板门 300 次，顺运内八卦 300 次，揉外劳宫 300 次。

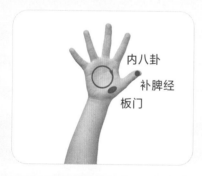
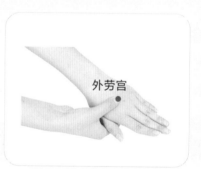

2

胸腹按摩： 揉膻中 200 次，揉乳旁 200 次，揉中脘 5 分钟。

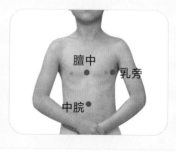

3

背部按摩：按脾俞 300 次，按胃俞 300 次。

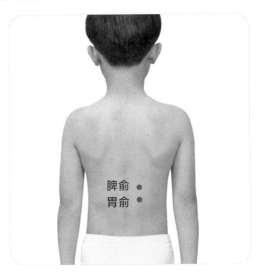

4

下肢按摩：点按足三里 300 次。

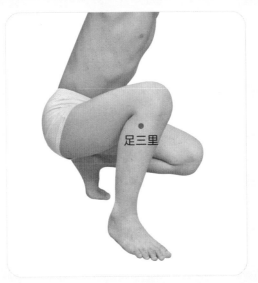

5

热吐加推六腑、清大肠、推下七节骨。

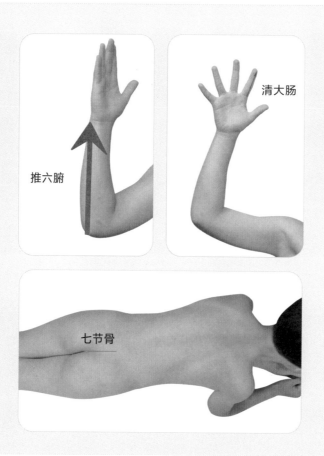

推六腑

清大肠

七节骨

6 寒吐加推天柱骨、推三关。

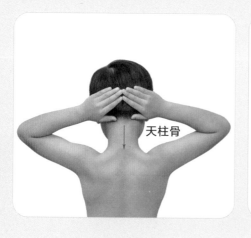

天柱骨

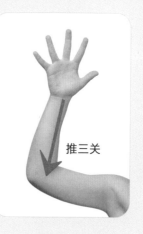

推三关

三、身心调养

1. 适当控制乳食，哺乳小儿要适当地减少每次哺乳时间，注意喂养的姿势；较大的患儿应以米汤和稀粥为宜，如果由于脑中枢疾患引起的呕吐则非推拿适应证。

2. 呕吐较重时应禁食 4～6 小时或者 6～8 小时，可适当饮用生姜水或米汤，必要时静脉输液。

3. 禁食过后宜食用清淡易于消化食物，注意量宜少，食物种类不宜过杂。

第八节 / 小儿夜啼

婴儿白天能安静入睡，入夜则啼哭不安，时哭时止，或每夜定时啼哭，甚则通宵达旦，称为夜啼。多见于新生儿及 6 个月内的小婴儿。新生儿及婴儿常以啼哭表达要求或痛苦，饥饿、惊恐、尿布潮湿、衣被过冷或过热等均可引起啼哭。此时若喂以乳食、安抚亲昵、更换潮湿尿布、调整衣被厚薄后，啼哭可很快停止，不属病态。

一、表现

婴儿难以查明原因的入夜啼哭不安，时哭时止，或每夜定时啼哭，甚则通宵达旦，但白天如常。临证必须详细询问病史，仔细查体，必要时结合辅助检查，排除外感发热、口疮、肠套叠、寒疝等疾病引起的啼哭，以免贻误患儿病情。

二、按摩

—————————— （一）选穴 ——————————

内八卦、肝经、肺经、五指节、百会、安眠、印堂、内关、太冲、小天心、脾经、足三里、关元、三阴交、心经、天河水、内劳宫、神门。

（二）定位

穴位	定位
内八卦	手掌面，以掌心为圆心，从圆心至中指根横纹的2/3处为半径。顺运内八卦是操作者手持小儿四指以固定，掌心向上，拇指从离卦向兑卦开始顺时针方向进行
肝经	食指末节螺纹面或食指掌面，由指尖至指根呈一直线。清肝经时操作者一手持小儿食指以固定，另一手以整个食指掌面自指根推向指尖；补肝经时操作者一手持小儿食指以固定，另一手以整个食指掌面自指尖推向指根。肝经宜清不宜补，若肝虚补后应加清，或以补肾代之
肺经	无名指末节螺纹面或无名指掌面，由指尖至指根呈一直线。补肺经可从指尖推向指根；清肺经可从指根推向指尖
五指节	掌背五指近指间关节。掐五指节指操作者手握小儿手部，使掌面向下，另一手拇指指甲由小指或从拇指依次掐之；揉五指节指以拇、食指揉搓
百会	后发际正中上7寸，当两耳尖直上，头顶正中
安眠	耳垂后的凹陷与枕骨下的凹陷连线的中点处
印堂	在人体前额部，当两眉头间连线与前正中线之交点处
内关	腕横纹上2寸，掌长肌腱与桡侧腕屈肌腱之间
太冲	足背侧，当第1跖骨间隙的后方凹陷处
小天心	大小鱼际交接处凹陷中。揉小天心指操作者一手持小儿四指以固定，掌心向上，另一手中指揉；掐小天心指以拇指甲掐；捣小天心指用中指尖或屈曲的指间关节捣
脾经	拇指末节螺纹面或拇指桡侧缘，由指尖至指根呈一直线。补脾经指操作者一手持小儿拇指以固定，另一手以拇指螺纹面旋推小儿拇指螺纹面；清脾经指操作者一手持小儿拇指以固定，另一手以拇指从指尖向指根方向直推小儿螺纹面
足三里	位于小腿外侧，犊鼻下3寸，犊鼻与解溪连线上
关元	在脐中下3寸腹中线上，仰卧取穴
三阴交	在内踝尖直上3寸，胫骨后缘
心经	中指末节螺纹面或中指掌面，由指尖至指根呈一直线。清心经时操作者一手持小儿中指以固定，另一手以整个中指掌面自指根推向指尖；补心经时操作者一手持小儿中指以固定，另一手以整个中指掌面自指尖推向指根。心经宜清不宜补，恐动心火；若气血不足补后应加清，或以补脾代之
天河水	前臂正中，自总筋至曲池呈一直线
内劳宫	掌心中，屈指时中指端与无名指端之间中点。揉内劳宫指操作者一手持小儿手部以固定，另一手以拇指端或中指端揉；运内劳宫指操作者用拇指指腹自小指根运推，经掌小横纹、小天心至内劳宫止
神门	腕横纹尺侧端，尺侧腕屈肌腱的桡侧凹陷处

（三）手法操作

1

　　上肢按摩：顺运内八卦 300 次，清肝经 300 次，清肺经 300 次，揉五指节 20 次，掐五指节 5 次。

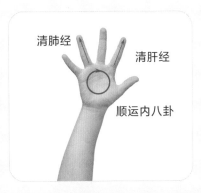
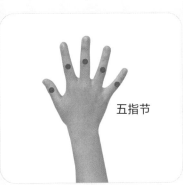

2

　　头部按摩：轻揉百会、安眠穴各 200 次。

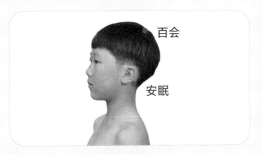

3

　　若惊恐者加揉印堂、内关、太冲各 300 次；掐小天心 5 次，捣小天心 20 次。

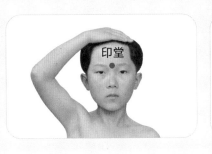
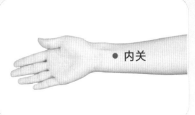

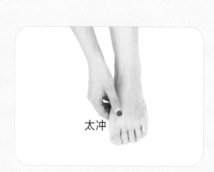

太冲

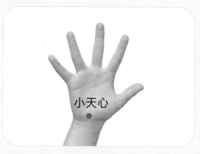

小天心

4 若脾寒者加补脾经 300 次，揉足三里、关元、三阴交各 300 次。

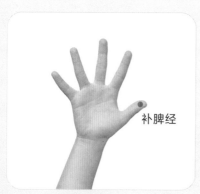

补脾经

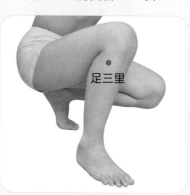

足三里

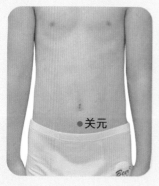

关元

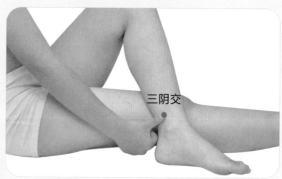

三阴交

5 若心火内盛者加泻清心经、推天河水各 300 次，揉内劳宫、神门各 100 次。

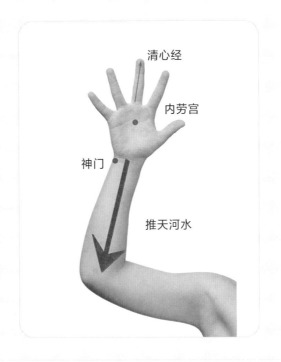

清心经

内劳宫

神门

推天河水

三、身心调养

1. 与不适、拗哭相鉴别：小儿夜间若喂哺不足或过食，尿布潮湿未及时更换，环境及衣被过冷或过热，襁褓中夹有缝衣针或其他异物等，均可引起婴儿不适而啼哭，采取相应措施后则婴儿啼哭即止。

2. 预防：要注意防寒保暖，但也勿衣被过暖；孕妇及哺乳期妇女不可过食寒凉及辛辣热性食物，保持心情舒畅，避免惊吓；不可将婴儿抱在怀中睡眠，不通宵开启灯具，养成良好的睡眠习惯。

第九节 / 小儿遗尿

遗尿是指 3 岁以上的小儿在睡眠中不知不觉小便自遗，醒后方觉的一种病症。多见于10岁以下儿童。3岁以下儿童，由于脑髓未充、智力未健，或正常的排尿习惯尚未养成，而产生尿床者不属于病理现象。

一、表现

每晚睡中遗尿一至两次，大多在半夜以前遗出，亦有发生在清晨的，甚至午睡时也会发生遗尿，夜间睡眠深甜，平日精神疲倦，面色无华，腰酸腿软。

小儿遗尿可持续数年，有时消失，有时又重新出现，患儿精神紧张，过于疲劳是加剧遗尿本身的顽固性和导致遗尿复发的主要诱因。

二、按摩

（一）选穴

气海、关元、中极、三阴交、肾俞、膀胱俞、命门、百会。

（二）定位

穴位	定位
气海	位于体前正中线，脐下1.5寸
关元	在脐中下3寸腹中线上
中极	体前正中线，脐下4寸
三阴交	在内踝尖直上3寸，胫骨后缘
肾俞	第2腰椎棘突下，后正线旁开1.5寸
膀胱俞	位于身体骶部，第2骶椎棘突下，后正线旁开1.5寸，与第2骶后孔齐平
命门	位于腰部，第2、3腰椎棘突间
百会	后发际正中上7寸，当两耳尖直上，头顶正中

—— （三）手法操作 ——

1

少腹按摩：揉气海、关元、中极各 5 分钟。

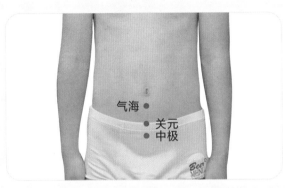

2

下肢按摩：按揉三阴交 10 次。

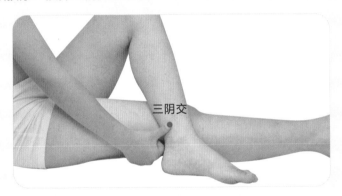

3

背部按摩：揉肾俞、膀胱俞、命门各 5 分钟。

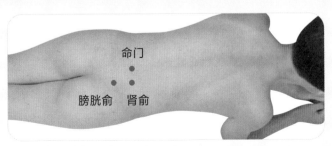

4

头部按摩：按揉百会 30 次。

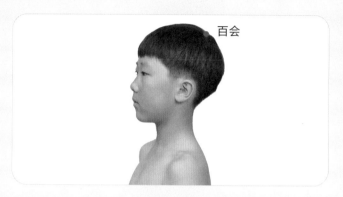

百会

三、身心调养

1. 平时勿使孩子过分疲劳，适当注意休息。

2. 床垫不要太软，被头不要盖得过重。

3. 家长对孩子要耐心教导，提出要求，鼓励其自信心，防止采取粗暴责罚的方法，勿使孩子产生恐惧紧张的情绪。

4. 使儿童养成按时排尿的卫生习惯，以及合理的生活习惯，不使其过度疲劳。

5. 已经发生遗尿者，要给予积极的治疗和适当的营养，并注意休息；临睡前两小时最好不要饮水，少吃或不吃流质类食品。

第五章

妇科
常见病症

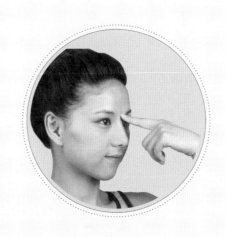

与男性相比，女性身体相对柔弱，却承载了更多的责任；为了孕育新生命，绝大多数女性要经历月经、妊娠、哺乳等特殊生理过程，这既是女性神圣职责，也或多或少会给女性身心带来压力；而现代快节奏的都市生活、工作、生存状态，使得许多女性身体消耗巨大，精神处于高度紧张状态，身心受到危害，这就需要日常进行调养、保护身心，治疗疾病，强心健体。

按摩作为一种中医外治疗法，具有刺激直接、接受性强的特点，在临床治疗和保健中有重要的实用价值，但也有一定局限性，尤其是针对孕、产妇的按摩。孕、产妇由于需要给予胎儿足够的营养，自身特别容易骨质疏松，按摩时，力量要轻重适宜，手法要轻缓柔和，使孕、产妇感到舒适，不可用过强的刺激，以免引起骨折；孕、产妇皮肤分泌物会增多，按摩过程中要注意清洁，保护患者皮肤，避免引起皮肤损伤；孕妇有很多穴位和部位是禁止按摩的，如孕妇腹部、腰骶部穴位，及合谷、肩井、三阴交、太冲等刺激性强的穴位；容易引起子宫收缩的敏感部位如乳房、大腿内侧、足部子宫反射区也要注意刺激量。

第一节 / 带下病症

带下的量、色、质、味发生异常，或伴全身、局部症状者，称为"带下病"。本病可见于现代医学的阴道炎、子宫颈炎、盆腔炎、卵巢功能早衰、闭经、不孕、妇科肿瘤等疾病引起的带下增多或减少。

一、表现

带下过多者表现为带下量较平时明显增多，色、质、味异常，或伴有外阴、阴道瘙痒、灼热、疼痛等局部症状。带下过少者表现为带下量较平时明显减少，阴道干涩、痒痛或萎缩，部分伴有性欲低下、性交疼痛，月经量少或月经延后，甚至闭经、不孕等。

二、按摩

（一）选穴

脾俞、三焦俞、关元、血海、地机、足三里、阴陵泉、三阴交。

（二）定位

穴位	定位
脾俞	在背部，当第11胸椎棘突下，后正中线旁开1.5寸
三焦俞	位于人体的腰部，当第1腰椎棘突下，后正中线旁开2指宽处
关元	在脐中下3寸腹中线上
血海	位于股前区，髌底内侧端上2寸，股内侧肌隆起处，在股骨内上髁上缘，股内侧肌中间
地机	位于小腿内侧，当内踝尖与阴陵泉穴的连线上，阴陵泉穴下3寸
足三里	位于小腿外侧，犊鼻下3寸，犊鼻与解溪连线上
阴陵泉	在小腿内侧，胫骨内侧下缘与胫骨内侧缘之间的凹陷中
三阴交	在内踝尖直上3寸，胫骨后缘

（三）手法操作

1

背部按摩：按揉脾俞、三焦俞穴各 2～3 分钟。

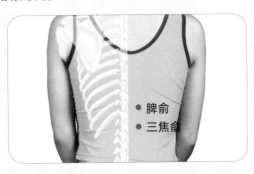

● 脾俞
● 三焦俞

2

腹部按摩：按揉关元穴 3 分钟。

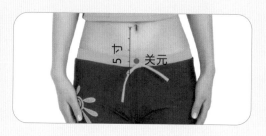

3

下肢按摩：仰卧位，用拇指点按血海、地机、足三里、阴陵泉、三阴交穴各 3 分钟。

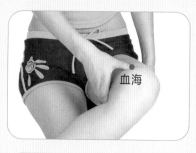
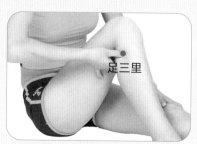
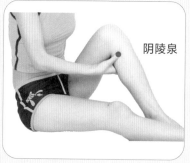
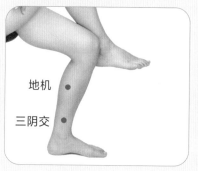

三、身心调养

1. 平时注意外阴清洁，经常用温开水清洗，在公共场所洗浴要注意避免交叉感染，伴侣间也要注意个人清洁。

2. 注意经期卫生，勤换卫生巾和内裤，以免细菌滋生。经期禁止房事。

3. 最好穿棉质内裤，紧身的化纤内裤不易排湿，易滋生真菌和细菌。

4. 避免精神忧虑，烦躁，积极治疗阴道炎、盆腔炎等原发性病症。

5. 饮食宜清淡，加强营养，忌食生冷、油腻及辛辣食物。

第二节 / 月经病症

痛经

痛经指行经前后或月经期出现的周期性腹部疼痛、坠胀，有时还会向乳房和腰骶部放散，并且还会出现恶心、呕吐、面色苍白、肢体发冷等其他不适症状，影响生活质量。

一、表现

痛经的特征主要表现为小腹疼痛，疼痛多自月经来潮后开始，最早出现在经前12小时，以行经第1日疼痛最剧烈，持续2～3日后缓解。疼痛常呈痉挛性，位于下腹部耻骨上，可放射至腰骶部和大腿内侧，或外阴、肛门坠痛，严重者可伴有恶心、呕吐、腹泻、头晕、乏力等症状，严重时面色发白、出冷汗。妇科检查无异常发现。

二、按摩

（一）选穴

气海、关元、中极、肾俞、命门、八髎、足三里、地机、太冲。

（二）定位

穴位	定位
气海	位于体前正中线，脐下1.5寸
关元	在脐中下3寸腹中线上

续表

穴位	定位
中极	腹部正中线脐下4寸
肾俞	第2腰椎棘突下，后正中线旁开1.5寸
命门	位于腰部，后正中线上，第2、3腰椎棘突间
八髎	又称上髎、次髎、中髎和下髎，左右共8个穴位，分别在第1、2、3、4骶后孔中，合称"八髎穴"
足三里	位于小腿外侧，犊鼻下3寸，犊鼻与解溪连线上
地机	膝关节内下方高骨下3寸。在小腿内侧，当内踝尖与阴陵泉的连线上，阴陵泉下3寸
太冲	足背侧，当第1跖骨间隙的后方凹陷处

（三）手法操作

1

腹部按摩：仰卧，顺时针按摩小腹部，后按摩气海、关元、中极穴3分钟，力度适中。

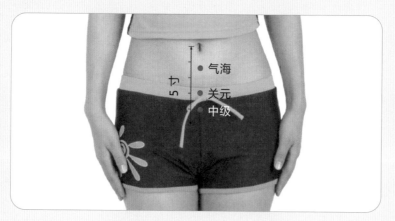

2

背部按摩：俯卧，轻轻抚触按摩腰部脊柱两旁和骶部，按摩肾俞、命门、八髎穴各3分钟，使之有酸胀感；双手擦八髎穴，使之有温热感。

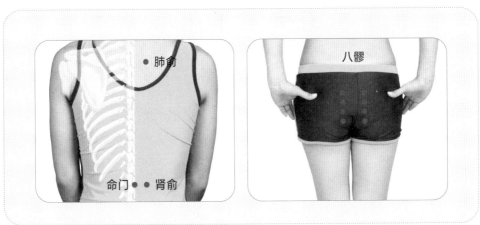

3

下肢按摩：点按足三里、地机、太冲穴各 3 分钟。

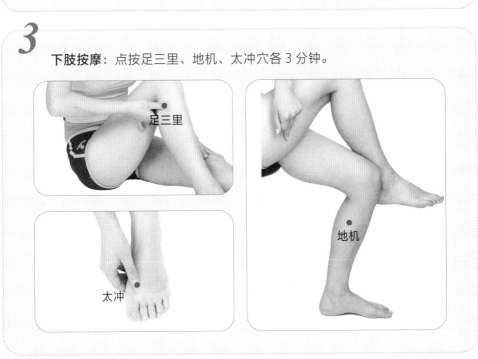

三、身心调养

1. 经期要注意防寒避湿，避免淋雨、涉水、游泳、喝冷饮、吃生冷、刺激性食物等，尤其要注意防止下半身受凉。

2. 月经来潮前 3～5 天宜吃清淡、易消化食物，避免进食生冷食品。

3. 平时还可借助暖水袋、热宝等对腹部关元、气海及腰部的肾俞穴进行温热刺激，可有效地缓解疼痛。

4. 按摩治疗痛经，一般主张在经前 7~10 日开始，月经来潮后停止按摩，待第二次月经来潮前 7~10 日再进行按摩。经期痛经一般不做腹部手法按摩，以防止由此导致的月经过多。

5. 合理安排作息时间，不宜过劳或者过逸，要有一定的规律性。

6. 保持心情舒畅，避免精神因素的刺激。

7. 注意经期的卫生保健。

8. 痛经的原因较复杂，必要时应做妇科相关检查，以明确诊断。

月经不调

月经不调是以月经周期不正常为主要表现，同时还伴有行经时间、经量、经色、经质等几个方面的异常改变的月经病，临床有月经先期、月经后期、月经先后不定期几种情况。

月经不调可能是器质性病变或是功能失常。情绪异常、寒冷刺激、节食、嗜烟酒等都会引起月经不调。

一、表现

月经不调是妇科常见疾病，表现为月经周期或出血量的异常，可伴月经前、经期时的腹痛及全身症状。月经先期又称"经早""经期超前"，指每次月经提前 1 周左右，甚至 1 个月来 2 次月经；月经后期又称"经迟""经期错后"，指每次月经推迟 1 周左右，甚至 2 个月来 1 次月经，3 个月来 1 次月经；月经先后不定期又称"经乱"，指经期或早或迟，经量或多或少，经色或红或淡，经质或清或稠，进一步发展则成崩漏。

二、按摩

———————————— （一）选穴 ————————————

中脘、关元、子宫、肝俞、脾俞、肾俞、命门、八髎、血海、足三里、阴陵泉、三阴交。

---------------- （二）定位 ----------------

穴位	定位
中脘	脐中上4寸
关元	在脐中下3寸腹中线上
子宫	在下腹部，当脐中下4寸，中极旁开3寸
肝俞	在背部，当第9胸椎棘突下，后正中线旁开1.5寸
脾俞	在背部，当第11胸椎棘突下，后正中线旁开1.5寸
肾俞	第2腰椎棘突下，后正中线旁开1.5寸
命门	位于腰部，后正中线上，第2、3腰椎棘突间
八髎	又称上髎、次髎、中髎和下髎，左右共8个穴位，分别在第1、2、3、4骶后孔中，合称"八髎穴"
血海	位于股前区，髌底内侧端上2寸，股内侧肌隆起处，在股骨内上髁上缘，股内侧肌中间
足三里	位于小腿外侧，犊鼻下3寸，犊鼻与解溪连线上
阴陵泉	在小腿内侧，胫骨内侧下缘与胫骨内侧缘之间的凹陷中
三阴交	在内踝尖直上3寸，胫骨后缘

---------------- （三）**手法操作** ----------------

1

腹部按摩：仰卧，按摩中脘、关元、子宫穴各5分钟，力度适中。

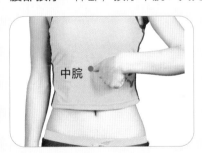
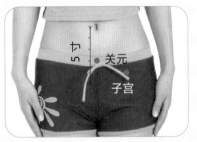

2

　　背部按摩：俯卧，按摩肝俞、脾俞、肾俞、命门、八髎穴各5分钟，使之有酸胀感。

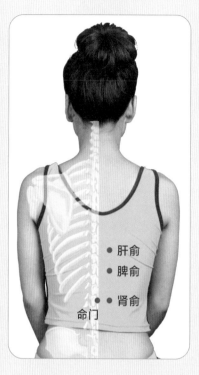

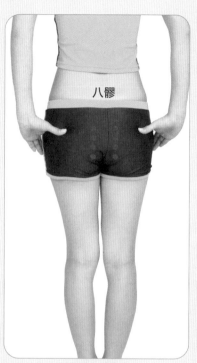

3

下肢按摩：按摩血海、足三里、阴陵泉、三阴交穴各 3 分钟，使之有酸胀感。

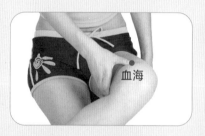

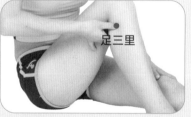

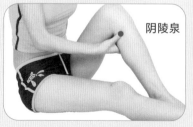

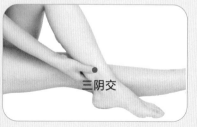

三、身心调养

1. 月经不调者，按摩时机宜选择经期前后，不宜在月经来潮时进行。

2. 经期要注意防寒避湿，避免淋雨、涉水、游泳、喝冷饮等，经期勿冒雨涉水，尤其要注意防止下半身受凉。

3. 多做有氧健身操，提高身体免疫力。

4. 合理安排作息时间，不宜过劳或者过逸，要有一定的规律性。

5. 保持心情舒畅，避免精神因素的刺激。若月经不调是由于受挫折、压力大造成的，就必须调整好心态；已经月经不调者，保持良好的心态也是非常必要的。

6. 吸烟也可致月经不调，成年女性吸烟过多可造成月经不调、闭经，严重者可影响受孕。

7. 月经期禁止性生活。

8. 持续月经不调应通过妇科检查及影像检查等排除器质性病变；测基础体温，阴道涂片，宫颈黏液结晶检查以了解卵巢功能情况。

闭经

女子年逾 18 周岁月经尚未来潮，或已经有过正常月经，却又连续中断 3 个月经周期以上者即闭经，是多种疾病导致的女性体内病理生理变化的外在表现，是一种临床症状而并非某一疾病。青春期前、妊娠期、哺乳期以及绝经期没有月经属于生理现象，不作病论，日常生活中有的女性由于生活环境的突然改变，偶然一两次月经不来潮，若无其他不适者，也可不作病论。

一、表现

闭经还可分为原发性和继发性，生理性和病理性。原发性闭经指年龄 > 14 岁，第二性征未发育；或者年龄 > 16 岁，第二性征已发育，月经还未来潮。继发性闭经指正常月经周期建立后，月经停止 6 个月以上，或按自身原有月经周期停止 3 个周期以上。

二、按摩

（一）选穴

气海、关元、天枢、子宫、膈俞、肝俞、脾俞、肾俞、合谷、血海、足三里、三阴交。

（二）定位

穴位	定位
气海	位于体前正中线，脐下1.5寸
关元	在脐中下3寸腹中线上
天枢	脐中旁开2寸
子宫	在下腹部，当脐中下4寸，中极旁开3寸
膈俞	位于背部第7胸椎棘突下，后正中线旁开1.5寸处
肝俞	在背部，当第9胸椎棘突下，后正中线旁开1.5寸
脾俞	在背部，当第11胸椎棘突下，后正中线旁开1.5寸
肾俞	第2腰椎棘突下，后正中线旁开1.5寸
合谷	在手背，第2掌骨桡侧的中点处
血海	位于股前区，髌底内侧端上2寸，股内侧肌隆起处，在股骨内上髁上缘，股内侧肌中间
足三里	位于小腿外侧，犊鼻下3寸，犊鼻与解溪连线上
三阴交	在内踝尖直上3寸，胫骨后缘

（三）手法操作

1

腹部按摩：仰卧，顺时针按摩小腹部，后按摩气海、关元、天枢、子宫穴各10分钟，力度适中。

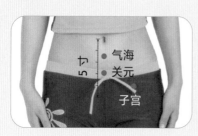
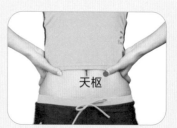

2

　　背部按摩：俯卧，操作者按摩膈俞、肝俞、脾俞、肾俞穴各 2 分钟，按摩 2～3 遍，使之有酸胀感。

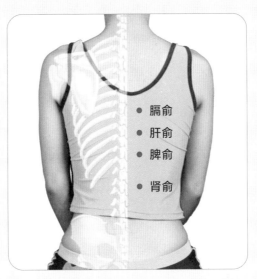

3

　　上肢按摩：按摩合谷穴 3 分钟，使之有酸胀感。

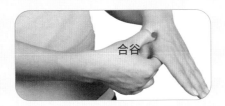

4

　　下肢按摩：按摩血海、足三里、三阴交穴各 2 分钟，使之有酸胀感。

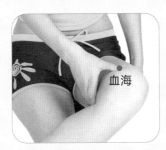
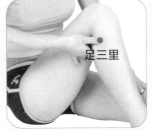
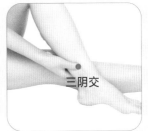

三、身心调养

1. 加强锻炼，增强体质，提高健康水平。
2. 合理安排作息时间，不宜过劳或者过逸，要有一定的规律性。
3. 保持心情舒畅，避免精神因素的刺激。
4. 持续闭经，应做妇科及其他相关检查，尽早查出发病原因。

第三节 / 胎产病症

孕期恶心呕吐

孕期恶心呕吐，也称为妊娠反应，妊娠反应是一种生理现象，一般不需要特殊处理。妊娠剧吐的病因迄今未明，可能主要与体内激素作用机制和精神状态的平衡失调有关。

少数孕妇反应特别严重呈持续性呕吐，甚至不能进食、进水，称为"妊娠剧吐"。呕吐除食物外，还有黏液性泡沫，也可能有胆汁或血性物质，由于呕吐频繁，孕妇处于失水状态。如果病情继续恶化，将发生抽搐、昏迷、黄疸等严重症状，甚至造成死亡。一旦发病，需到医院及时就诊。

一、表现

绝大部分妊娠（50%～90%）都有恶心和呕吐的发生，一般从妊娠6～8周开始，到10～12周达到高峰，一半左右在妊娠14周前缓解，90%在妊娠22周前缓解。常有头晕乏力、食欲不振、喜酸食物或厌恶油腻、恶心、晨起呕吐等一系列反应。

妊娠剧吐仅见于不到1%的情况，包括反复的呕吐，体重较孕前体重下降5%以上，脱水，电解质失衡和酮症，一般需要住院治疗。

二、按摩

（一）选穴

内关、外关、扶突、中脘、膈俞、肝俞、脾俞、肾俞、足三里、公孙。

（二）定位

穴位	定位
内关	腕横纹上2寸，掌长肌腱与桡侧腕屈肌腱之间
外关	位于前臂背侧，腕背侧远端横纹上2寸，尺骨与桡骨间隙中点，与正面内关相对
扶突	位于颈外侧部，在喉结旁开3寸，当胸锁乳突肌前、后缘之间
中脘	脐中上4寸
膈俞	位于背部第7胸椎棘突下，后正中线旁开1.5寸处
肝俞	在背部，当第9胸椎棘突下，后正中线旁开1.5寸
脾俞	在背部，当第11胸椎棘突下，后正中线旁开1.5寸
肾俞	第2腰椎棘突下，后正中线旁开1.5寸
足三里	位于小腿外侧，犊鼻下3寸，犊鼻与解溪连线上
公孙	在足内侧缘，当第1跖骨基底部的前下方

（三）手法操作

1
　　上肢按摩： 用食指或拇指先后按揉两侧内关、外关穴，各 2 ~ 3 分钟，力度轻柔，以孕妇舒适为度。

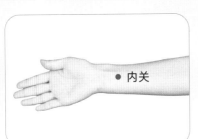
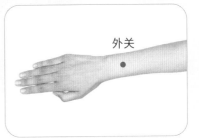

2

　　颈部按摩： 按压扶突穴，2~3分钟，力度轻柔，以孕妇舒适为度。

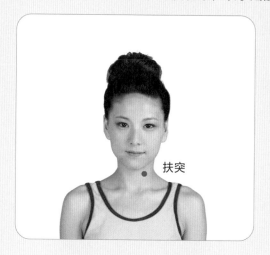

扶突

3

　　腹部按摩： 按压中脘穴，2~3分钟，力度轻柔，以孕妇舒适为度。

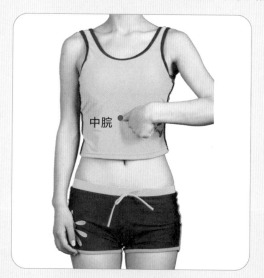

中脘

4

　　背部按摩： 可站立，按压膈俞、肝俞、脾俞、肾俞穴，各2~3分钟，力度轻柔，以孕妇舒适为度。

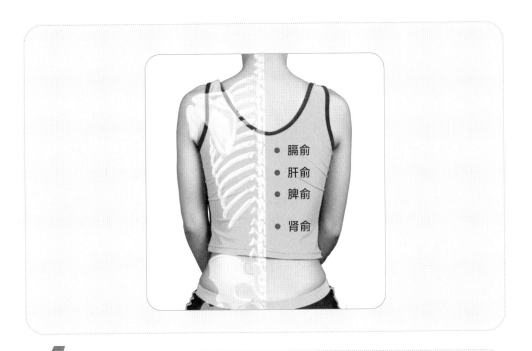

膈俞
肝俞
脾俞
肾俞

5

下肢按摩：点按足三里、公孙穴，各 2～3 分钟，力度轻柔，以孕妇舒适为度。

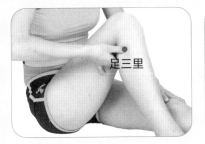

足三里

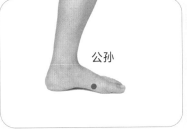

公孙

三、身心调养

1. 少吃多餐，但要避免空腹。

2. 食物清淡，尽量不吃太咸、油腻或有特殊气味的食物。

3. 饼干、面包以及苏打饼干等食物可降低孕吐的不适。

4. 补充水分，避免脱水。

5. 保持室内空气清新，经常开窗透气，少去有异味的地方。

6. 少吃或不吃冰冷、不易消化的食物；适当减少运动量和工作量，保证充分休息等。

孕期身体肿胀

女性在妊娠期间，若孕妇仅仅只是小腿或足略有微肿，而无其他异常和不适者，可视为妊娠期的正常现象，无须做任何处理，在分娩后就会自行消失。严重肿胀，就不正常了，应及时就医。

一、表现

孕妇全身性肿胀常发生于妊娠 24 周以后，若仅脚踝部轻度水肿，休息过后水肿自动消失，无其他不良症状，此属正常现象，无须治疗；若面部、眼睑、肢体都出现肿胀，或肿胀部位从下肢开始延至外阴、下腹部甚至全身，并伴有排尿量减少、体重明显增加等症状，则需及早治疗，以免病情加重。

二、按摩

（一）选穴

水分、水道、肺俞、脾俞、三焦俞、肾俞、足三里、犊鼻、上巨虚、丰隆。

（二）定位

穴位	定位
水分	位于上腹部，前正中线上，当脐中上1寸
水道	位于下腹部，当脐中下3寸，距前正中线2寸
肺俞	位于背部，后正中线上，第3胸椎棘突旁开1.5寸
脾俞	在背部，当第11胸椎棘突下，后正中线旁开1.5寸
三焦俞	位于人体的腰部，当第1腰椎棘突下，后正中线旁开2指宽处

续表

穴位	定位
肾俞	第2腰椎棘突下，后正中线旁开1.5寸
犊鼻	屈膝，在膝部，髌骨与髌韧带外侧凹陷中
足三里	位于小腿外侧，犊鼻下3寸，犊鼻与解溪连线上
上巨虚	在犊鼻穴下6寸，足三里穴下3寸
丰隆	人体的小腿前外侧，外踝尖上8寸，胫骨前肌外缘

（三）**手法操作**

1

腹部按摩：按压水分、水道穴 2 ~ 3 秒，力度轻柔，以孕妇能接受为度。

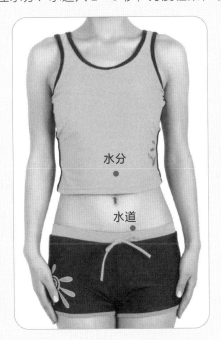

2

　　背部按摩：按压肺俞、脾俞、三焦俞、肾俞穴 2 ~ 3 秒，力度轻柔，以孕妇能接受为度。

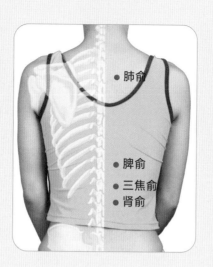

3

下肢按摩： 按压犊鼻、足三里、上巨虚、丰隆穴各 3 分钟，力度轻柔，以孕妇能接受为度。

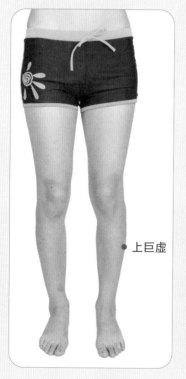

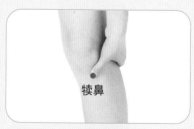

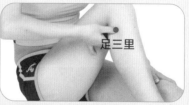

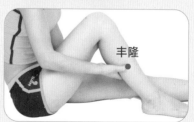

三、身心调养

1. 进食足够量的蛋白质。每天一定要保证食入畜、禽、肉、鱼、虾、蛋、奶等动物类食物及豆类食物。这类食物含有丰富的优质蛋白质。贫血的孕妇每周还要注意进食 2 ~ 3 次动物肝脏以补充铁。

2. 进食足量的蔬菜水果。蔬菜和水果中含有人体必需的多种维生素和微量元素，它们可以提高机体抵抗力，加强新陈代谢，还具有解毒利尿等作用。

3. 不要吃过咸的食物。水肿时要吃清淡的食物，不要吃过咸的食物，尤其是咸菜，以防止水肿加重。

4. 控制水分的摄入。水肿较严重的孕妇应适当控制水分的摄入。

5. 少吃或不吃难消化和易胀气的食物（如油炸的糯米糕、白薯、洋葱、土豆等），以免引起腹胀，使血液回流不畅，加重水肿。

6. 保持心情愉快，避免精神刺激，保证充足睡眠。

7. 适当运动，以改善身体的血液循环，减轻水肿。

产后恶露不绝

"恶露"即产妇在胎儿娩出后，子宫内遗留的残余血液或浊液。正常的恶露呈红色，产后应逐渐自然排出体外；红色的恶露一般只应持续到产后 4 天以内，随着恶露的不断排出，其颜色也会逐渐淡化，由红色转化为淡红色。经过 10 ~ 12 天后，其色会更淡呈黄白色。恶露在子宫内留滞不下或下之甚少，称之为"恶露不下"，分娩后恶露持续 1 个月以上仍淋漓不断者，称为"恶露不尽"或"恶露不尽绝"。

一、表现

子宫在胎盘娩出后逐渐恢复至未孕前状态的过程称为子宫复旧，需 6 ~ 8 周时间。而血性恶露一般持续约 3 ~ 4 天，若血性恶露持续延长至 7 ~ 10 天，为产后子宫复旧不全最突出的症状；产后恶露不绝指血性恶露持续 1 个月以上。

二、按摩

（一）选穴

气海、关元、子宫、肝俞、脾俞、肾俞、合谷、阴陵泉、三阴交。

（二）定位

穴位	定位
气海	位于体前正中线，脐下1.5寸
关元	在脐中下3寸，腹中线上
子宫	在下腹部，当脐中下4寸，中极旁开3寸
肝俞	在背部，当第9胸椎棘突下，后正中线旁开1.5寸
脾俞	在背部，当第11胸椎棘突下，后正中线旁开1.5寸
肾俞	第2腰椎棘突下，后正中线旁开1.5寸
合谷	在手背，第2掌骨桡侧的中点处
阴陵泉	在小腿内侧，胫骨内侧下缘与胫骨内侧缘之间的凹陷中
三阴交	在内踝尖直上3寸，胫骨后缘

（三）手法操作

1

　　腹部按摩：双手手指指腹放在气海、关元、子宫穴做环状按压运动 3 分钟，每日 2 次。

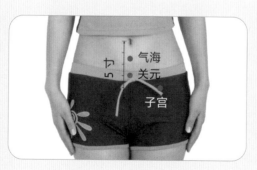

2

背部按摩：俯卧，操作者按摩肝俞、脾俞、肾俞穴各 2 分钟，使之有酸胀感。

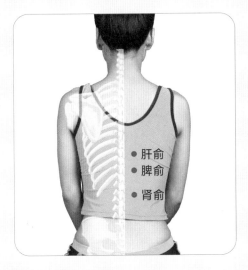

3

上肢按摩：拇指指腹放在合谷穴按压 3 分钟，力度适中，每日 2 次。

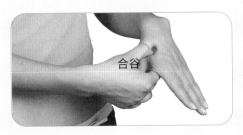

4

下肢按摩：手指指腹揉搓阴陵泉、三阴交穴 3 分钟，每日 2 次。

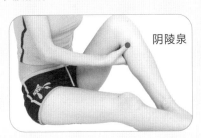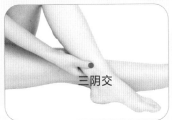

三、身心调养

1. 加强早期妊娠检查及孕期营养调护，提倡住院分娩。

2. 胎盘娩出后，必须仔细检查胎盘胎膜是否完整，有无副叶胎盘。如发现有宫腔残留，多应立即清宫。

3. 产后注意适当休息，不宜过劳，禁忌房事；注意产褥卫生，避免感受风寒。

4. 增加营养，清淡饮食，不宜过食辛燥之品，忌食生冷瓜果和肥甘厚味。

5. 提倡做产后保健操。

6. 产后恶露不下 1 个月以内或下之甚少，若全身情况良好，没有下腹部和腰部胀痛等情况出现，也可不必在意和治疗，任其自然慢慢好转。若时间超过 1 个月，或有恶臭之气，应及时到医院就诊，排除恶变。

产后乳汁分泌不良

产后乳少，以产后哺乳期初始乳汁分泌量就显得不足，或乳汁全无，不能满足婴儿需要为主症。到了哺乳中期，月经复潮后乳汁相应减少，则属于正常生理现象；产妇因不能按时哺乳，或不适当休息而致乳汁相对减少，经纠正不良习惯后，乳汁又能自然恢复充足者也不能作病论。

一、表现

缺乳症亦称产后乳汁分泌异常，是指产后乳汁不足甚或全无的一种病症。一般而言，产后两周仍无乳汁分泌，应视为无乳症；若产后六周，乳汁分泌量仍不能满足新生儿一次哺乳量，为乳汁分泌过少。

二、按摩

—————————— （一）选穴 ——————————

中府、乳根、膻中、肩井、膈俞、脾俞、胃俞、血海、足三里、三阴交、太冲。

（二）定位

穴位	定位
中府	位于胸前壁外上方，前正中线旁开6寸
乳根	乳头直下0.2寸，平第5肋间隙
膻中	平第4肋间隙，两乳头连线的中点
肩井	大椎与肩峰端连线的中点上，前直对乳中
膈俞	位于背部第7胸椎棘突下，正中线旁开1.5寸处
脾俞	在背部，当第11胸椎棘突下，后正中线旁开1.5寸
胃俞	位于背部，当第12胸椎棘突下，后正中线旁开1.5寸
血海	位于股前区，髌底内侧端上2寸，股内侧肌隆起处，在股骨内上髁上缘，股内侧肌中间
足三里	位于小腿外侧，犊鼻下3寸，犊鼻与解溪连线上
三阴交	在内踝尖直上3寸，胫骨后缘
太冲	足背侧，当第1跖骨间隙的后方凹陷处

（三）手法操作

1

　　胸腹按摩：双手分别按压同侧中府、乳根穴，边按压边仰胸；拇指指腹端按揉膻中穴，边吸气边仰胸，吐气时恢复常规体态。

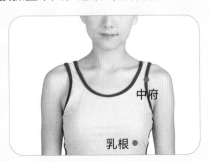
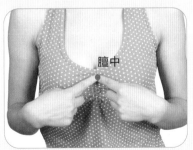

2

　　肩背按摩：分别按压肩井、膈俞、脾俞、胃俞穴数分钟。

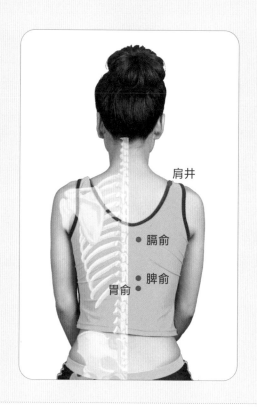

3

下肢按摩：分别点按血海、足三里、三阴交、太冲穴数分钟。

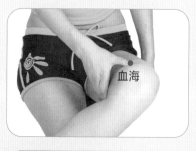

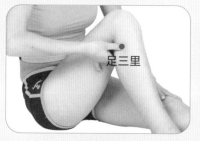

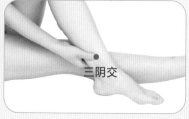

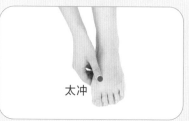

三、身心调养

1. 劳逸结合。注意休息，保持生活的规律性，保证充足的睡眠、精神愉快，防止过度劳累。

2. 产后及早哺乳，以刺激乳汁尽早分泌。

3. 纠正不正确的哺乳方法，每次必须将乳汁全部排尽，这样反而生乳更多。对因乳汁排出不畅而有乳房胀满者，应促其挤压排乳，以免并发乳腺炎。

4. 进补催乳饮食，乳量的多少，与产妇的营养有直接关系，产后应供给高蛋白、高热量、高维生素饮食，多吃新鲜蔬菜水果，尤其应注意增加鸡汤、鱼汤、肉汤等高汤类饮食，对产后缺乳非常有效，产妇可根据自己的喜好，任意选用。

5. 穴位保健对产后乳少疗效明显，且对人体没有任何不良反应，应当树立信心，坚持使用。

产后乳汁淤积

乳汁淤积是哺乳期因一个腺叶的乳汁排出不畅，致使乳汁在乳内积存而成。

乳汁淤积主要原因是缘于产妇营养过剩或情志不畅、肝气郁结，致使乳络不通、乳汁运行受阻、不通则胀痛不已。

一、表现

乳管堵塞、乳汁排出不畅，临床上主要表现为乳内肿物，常被误诊为乳腺肿瘤。乳汁淤积是急性乳腺炎的重要原因和早期临床表现之一。

二、按摩

———————————（一）选穴 ———————————

膻中、乳根、期门、中脘、天枢、气海、肩井、肝俞、脾俞、胃俞、太冲。

（二）定位

穴位	定位
膻中	平第4肋间隙，两乳头连线的中点
乳根	乳头直下0.2寸，平第5肋间隙
期门	位于胸部，当乳头直下，第6肋间隙，前正中线旁开4寸
中脘	脐中上4寸
天枢	脐中旁开2寸
气海	位于体前正中线，脐下1.5寸
肩井	大椎与肩峰端连线的中点上，前直对乳中
肝俞	在背部，当第9胸椎棘突下，后正中线旁开1.5寸
脾俞	在背部，当第11胸椎棘突下，后正中线旁开1.5寸
胃俞	位于背部，当第12胸椎棘突下，后正中线旁开1.5寸
太冲	足背侧，当第1跖骨间隙的后方凹陷处

（三）手法操作

1 　**按摩准备：**操作者一手托产妇乳房，另一手以四指掌面先后从腋下、锁骨下、胸骨旁和肋缘上紧贴皮肤顺抹至乳晕部，手法先轻后重，每一方向反复5～7次，顺抹时可见乳汁流出。

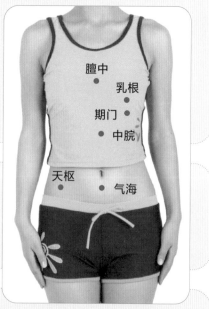

2 　**拿揉乳房：**操作者一手托起乳房，一手五指聚拢，指端稍翘起，用指腹轻抓乳晕部，推进拉出3分钟。

3 　**胸腹部按摩：**揉捏腋下1分钟，后点按揉膻中、乳根、期门、中脘、天枢、气海穴各2分钟。

4

背部按摩：点按肩井、肝俞、脾俞、胃俞穴各 2 分钟，有酸麻感为度；后按揉脊柱 5 ~ 7 遍，以酸胀为宜。

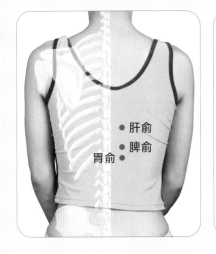
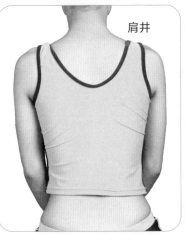

5

下肢按摩：点按太冲穴 3 分钟，以有酸麻感为度。

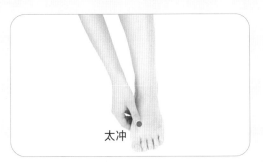

三、身心调养

1. 畅达情志，保持心情愉快，避免精神紧张，以利于乳汁畅行。

2. 产妇产后应尽快哺乳，最好在 30 分钟以内哺乳；按需和定时哺乳相结合，婴儿饿了或者乳母感到乳房充满时就进行哺乳，不硬性规定哺乳时间和次数；尽量双侧乳房交替进行；每次尽量使双乳排空，哺乳后尚未排尽时，可用吸乳器或手挤压按摩，使乳汁排出，防止淤积。

3. 保持乳房清洁，注意局部保暖，可预防乳汁淤积的发生。

4. 少吃糖、巧克力，不饮浓茶、咖啡，注意控制饮食，防止营养过剩；适度进行活动，以利肝气疏泄宣散。

第四节 / 不孕症

育龄女性结婚后，夫妇同居 2 年以上，配偶生殖功能正常，且未采用避孕措施而不能受孕者，则可视为不孕症。其中，从未受孕者称"原发性不孕症"，曾有生育或流产又连续 2 年以上不孕者，称"继发性不孕症"。

一、表现

不孕症共同的临床表现为夫妻规律性生活 2 年，未避孕未孕。有的人是因为身体机能不佳，有的人则是排卵周期不规律，导致卵子和精子结合困难；机能障碍的不孕需要接受专科医生的治疗。排卵周期不规律，可以借助穴位疗法加以调整，舒缓精神压力，提高自主神经机能，促使排卵具有规律性，可作为正规医疗外的辅助方法。

二、按摩

———————————— （一）选穴 ————————————

气海、关元、归来、子宫、肝俞、脾俞、胃俞、肾俞、三阴交、涌泉。

———————————— （二）定位 ————————————

穴位	定位
气海	位于体前正中线，脐下1.5寸
关元	在脐中下3寸腹中线上
归来	在下腹部，当脐中下4寸，距前正中线2寸

续表

穴位	定位
子宫	在下腹部，当脐中下4寸，中极旁开3寸
肝俞	在背部，当第9胸椎棘突下，后正中线旁开1.5寸
脾俞	在背部，当第11胸椎棘突下，后正中线旁开1.5寸
胃俞	位于背部，当第12胸椎棘突下，后正中线旁开1.5寸
肾俞	第2腰椎棘突下，后正中线旁开1.5寸
三阴交	在内踝尖直上3寸，胫骨后缘
涌泉	在足底部，蜷足时足前部凹陷处

（三）手法操作

1

腹部按摩：仰卧，按压气海、关元、归来、子宫穴 5 ~ 10 分钟，力度适中。

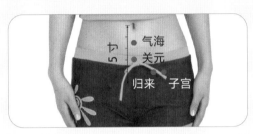

2

背部按摩：俯卧，按摩肝俞、脾俞、胃俞、肾俞穴 5 分钟，使之有酸胀感。

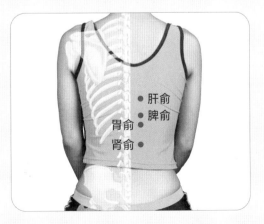

3

下肢按摩： 按压三阴交、涌泉穴 10 分钟。

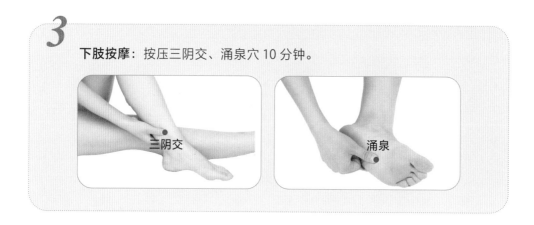

三阴交

涌泉

三、身心调养

1. 掌握一定的性知识，了解女性生理特征，身体有异常变化要及时诊治。

2. 合理安排作息时间，不宜过劳或者过逸，要有一定的规律性。

3. 保持心情舒畅，积极参加健康的体育活动。

4. 不要背负过重的心理负担，经常进行自我心理疏导，保持乐观开朗的生活态度。

5. 适龄生育，重视婚前体检，早发现早治疗，切勿病急乱投医。

6. 在饮食上需要注意少食辛辣刺激性食物及香烟、酒、咖啡。

第五节 / 乳腺增生

乳腺增生又称"乳腺小叶增生症"，中医则称之为"乳癖""乳痰""乳核"，是以乳房内出现肿块、疼痛或有压痛为主要特点的内分泌障碍性疾病。可发生在青春期以后任何年龄的女性，与月经周期和情志变化密切相关。

一、表现

妇女一侧或两侧乳房内出现形态、数量、大小不一的硬结肿块。不发热，也不溃破，有微痛感或没有痛感，一般常于月经前期加重，月经过后症状减轻。由于乳腺增生病重的一小部分以后有可能发展成为乳腺癌，也有人认为乳腺增生病为乳腺的癌前病变。

二、按摩

（一）选穴

膻中、天溪、乳根、期门、膺窗、关元、天宗、膈俞、痞根、丰隆、三阴交、太溪、太冲。

（二）定位

穴位	定位
膻中	平第4肋间隙，两乳头连线的中点
天溪	在胸部，第4肋间隙，前正中线旁开6寸
乳根	前正中线旁开4寸，平第5肋间隙
期门	位于胸部，当乳头直下，第6肋间隙，前正中线旁开4寸
膺窗	在胸部，当第3肋间隙，距前正中线4寸
关元	在脐中下3寸腹中线上
天宗	在肩胛部，当冈下窝中央凹陷处，与第4胸椎相平
膈俞	位于背部第7胸椎棘突下，正中线旁开1.5寸处
痞根	腰部，当第1腰椎棘突下，后正中线旁开3.5寸处
丰隆	小腿前外侧，外踝尖上8寸，距胫骨前缘2横指
三阴交	在内踝尖直上3寸，胫骨后缘
太溪	在足踝区，内踝尖与跟腱之间的凹陷处
太冲	足背侧，当第1跖骨间隙的后方凹陷处

（三）手法操作

1　**胸腹部按摩**：中指指腹端由上至下或由下至上按揉膻中穴 3 分钟；双手指腹分别点按双侧天溪、乳根、期门穴 3 分钟；双手指腹端放在膺窗穴做环状按压运动 3 分钟；点按关元穴 3 分钟。

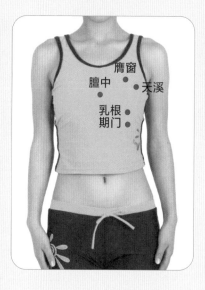
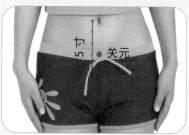

2 **背部按摩：** 双手手指指腹端按揉天宗穴 2 分钟；点按膈俞、痞根穴各 3～5 分钟。

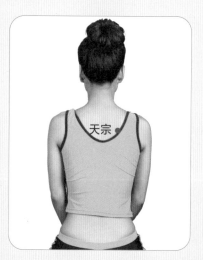
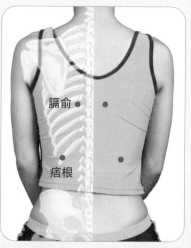

3 **下肢按摩：** 手指按揉丰隆、三阴交、太溪、太冲穴各 3 分钟，以有酸胀和串向脚底的麻感为宜。

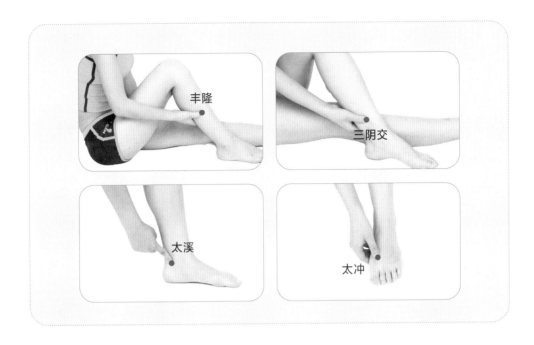

三、身心调养

1. 加强锻炼，增强体质，提高健康水平。

2. 合理安排作息时间，不宜过劳或者过逸，要有一定的规律性。

3. 保持心情舒畅，避免精神因素的刺激。

4. 注意经期和产褥期的卫生保健，经期加强保暖，防止寒邪侵袭。

5. 要有和谐的性生活，以保持体内的激素水平和乳腺组织的生理调节。

6. 不长期使用含有激素的化妆美容品。

7. 在饮食上需要注意少食辛辣刺激性食物及香烟、酒、咖啡。

8. 应及时治疗月经失调及子宫、附件的慢性炎症；少数患者有癌变的可能，必要时应手术治疗。

第六节 / 女性更年期综合征

女性更年期指女性的卵巢功能从旺盛的状态衰退到完全消失状态的一

个过渡时期，通常指绝经期和绝经前后的一段时间，以卵巢功能的逐渐衰退至完全的消失为划分标志，将女性更年期分为三个阶段，即绝经前期、绝经期（月经停止）和绝经后期（月经停止后的时期）。

一、表现

女性更年期综合征是指女性在绝经前后，由于性激素含量的减少导致的一系列精神及躯体表现，如自由神经功能紊乱、生殖系统萎缩等，还可能出现一系列生理和心理方面的变化，如情绪不稳定、潮热汗出、焦虑、抑郁、睡眠障碍、健忘、心悸、头晕、性功能减退、女子月经紊乱或绝经等。女性更年期综合征多见于 46～50 岁的女性，近年来有发病年龄提早、发病率上升的趋势。

二、按摩

（一）选穴

百会、风池、大椎、心俞、肝俞、脾俞、肾俞、膻中、合谷、太冲。

（二）定位

穴位	定位
百会	后发际正中上7寸，当两耳尖直上，头顶正中
风池	位于项部，当枕骨之下，与风府穴相平，胸锁乳突肌与斜方肌上端之间的凹陷处
大椎	第7颈椎棘突下凹陷中
心俞	在背部，当第5胸椎棘突下，后正中线旁开1.5寸
肝俞	在背部，当第9胸椎棘突下，后正中线旁开1.5寸
脾俞	在背部，当第11胸椎棘突下，后正中线旁开1.5寸
肾俞	第2腰椎棘突下，后正中线旁开1.5寸
膻中	平第4肋间隙，两乳头连线的中点
合谷	拇、食指合拢，在肌肉的最高处即是
太冲	足背侧，当第1跖骨间隙的后方凹陷处

—————————— （三）手法操作 ——————————

1　**按摩前准备：** 操作者用双手手掌沿着脊柱两侧擦揉 5 ～ 6 遍。

2　**头部按摩：** 点按百会穴 3 分钟，使之有酸胀感。

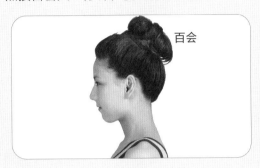

3　**颈背部按摩：** 俯卧，操作者用双手手掌擦揉后颈部、肩部 3 ～ 5 遍。操作者按摩风池、大椎、心俞、肝俞、脾俞、肾俞穴各 2 分钟，按摩 2 ～ 3 遍，使之有酸胀感。

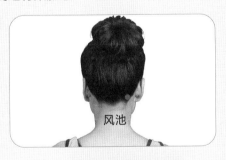

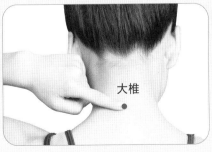

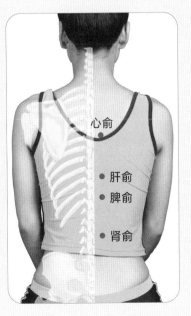

4 **胸腹部按摩**：从胸上方斜向膻中穴推擦 3～6 分钟，食指指腹端按揉膻中穴 3 分钟。两手掌擦两胁部，以热为度。

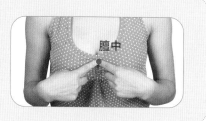

5 **上肢按摩**：点按合谷穴约 3 分钟，使之有酸麻感为度。

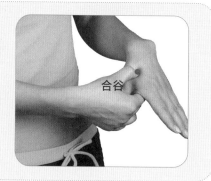

6 **下肢按摩**：点按太冲穴约 3 分钟，使之有酸麻感为度。

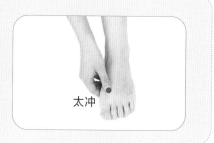

三、身心调养

1. 加强锻炼，增强体质，提高健康水平。

2. 合理安排作息时间，不宜过劳或者过逸，要有一定的规律性，保证充足的睡眠。

3. 加强营养，补充富含天然雌激素的食物，如大豆、坚果等。

4. 保持心情舒畅，积极乐观地看待正常的更年期。

第六章
男科
常见病症

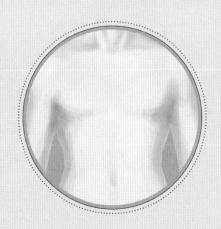

第一节 / 慢性前列腺炎

慢性前列腺炎是成年男性的常见病之一，对男性性功能和生育功能都有一定影响，严重地妨碍了患者的生活质量。

慢性前列腺炎包括慢性细菌性前列腺炎和非细菌性前列腺炎两部分。其中慢性细菌性前列腺炎主要为病原体感染，以逆行感染为主，病原体主要为葡萄球菌属，常有反复的尿路感染发作病史或前列腺按摩液中持续有致病菌存在。非细菌性前列腺炎是多种复杂的原因和诱因引起的炎症、免疫、神经内分泌参与的错综的病理变化，导致以尿道刺激症状和慢性盆腔疼痛为主要临床表现，而且常合并精神心理症状的疾病。

一、表现

慢性前列腺炎临床主要表现为会阴、耻骨上区、腹股沟区、生殖器疼痛不适；排尿时有烧灼感、尿急、尿频，并且伴有排尿终末血尿或尿道脓性分泌物；急性感染可伴有恶寒、发热、乏力等，会严重影响患者的工作和生活质量。

二、按摩

（一）选穴

膻中、膺窗、天溪、乳根、中脘、神阙、水道、关元、气海、中极、曲骨、大肠俞、肾俞、膀胱俞、阴陵泉、三阴交、太溪。

（二）定位

穴位	定位
膻中	平第4肋间隙，两乳头连线的中点
膺窗	在胸部，当第3肋间隙，距前正中线4寸
天溪	在胸部，第4肋间隙，前正中线旁开6寸

续表

穴位	定位
乳根	前正中线平开4寸,平第5肋间隙
中脘	脐中上4寸
神阙	在脐中部,脐中央
水道	位于下腹部,当脐中下3寸,距前正中线2寸
关元	在脐中下3寸腹中线上
气海	位于体前正中线,脐下1.5寸
中极	腹部正中线脐下4寸
曲骨	在下腹部,当前正中线上,耻骨联合上缘的中点处
大肠俞	位于腰部,当第4腰椎棘突下,后正中线旁开1.5寸
肾俞	第2腰椎棘突下,后正中线旁开1.5寸
膀胱俞	位于身体骶部,第2骶椎棘突下,后正中线旁开1.5寸,与第2骶后孔齐平
阴陵泉	在小腿内侧,胫骨内侧下缘与胫骨内侧缘之间的凹陷中
三阴交	在内踝尖直上3寸,胫骨后缘
太溪	在足踝区,内踝尖与跟腱之间的凹陷处

（三）手法操作

1 **胸腹部按摩**：仰卧位,用中指指腹端由上至下或由下至上按揉膻中、膺窗、天溪、乳根、中脘、神阙、水道、关元、气海穴各3分钟;手四指握拳,拇指伸出,拇指指腹自中极穴向曲骨穴推擦,重复30次。站立,两手掌分别置于腰部两侧髂骨处,从两边适当用力向中间推移至两拳头相触后分开,重复30次。

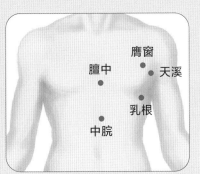
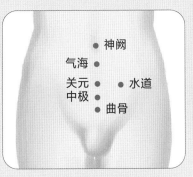

2 　　**背部按摩：**卧位，双手搓热，手掌分别置于大肠俞、肾俞、膀胱俞穴上下推擦，每穴各推擦 30 次，局部发热为佳。

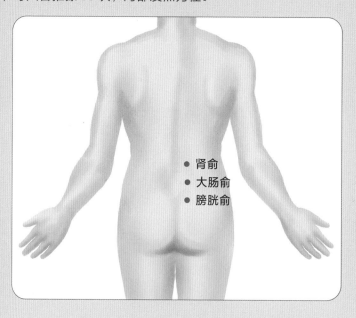

● 肾俞
● 大肠俞
● 膀胱俞

3 　　**下肢按摩：**双手手指屈曲，用拇指置于两侧阴陵泉、三阴交、太溪穴适当用力按压，各 3 分钟，以局部有酸胀感为度。

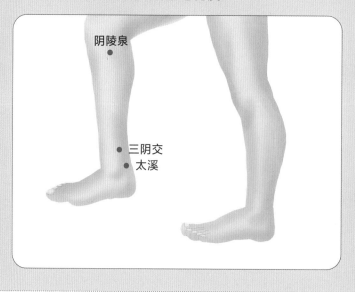

阴陵泉
● 三阴交
● 太溪

三、身心调养

1. 保持精神愉快，不要有过重的心理负担，情绪稳定对疾病的康复有一定作用。

2. 戒烟戒酒，少喝咖啡，在饮食上需要注意少食辛辣刺激性食物，少食白糖或者精制面粉所制作的食物，这些食物会导致前列腺增生症状加重。多吃新鲜蔬菜、水果、蜂蜜、粗粮及大豆制品。

3. 多喝水，有助于稀释尿液，饮水以凉白开为宜；注意多排尿、忌憋尿。

4. 根据气温的变化适时增减衣服，做好防寒保暖工作，寒气侵袭也可引发前列腺炎。

5. 生活规律，节制性生活，不禁欲也不纵欲，戒除手淫等不良习惯。

6. 多锻炼，不可久坐。

7. 及时治疗可能加重前列腺增生症状的疾病，如尿路感染。

第二节 / 性欲低下

性欲低下指的是持续地或反复地对性生活的欲望不足或完全缺乏，可分为完全性性欲低下和境遇性性欲低下。

中医认为本病主要为七情所伤，与精神因素有关。此外，亦与素体虚弱或因患他疾而导致脏腑、经络功能失常有关。

一、表现

大多数完全性性欲低下者每月仅性生活一次或不足一次，但在配偶要求性生活时可被动服从；境遇性性欲低下只是在某一特定环境或某一特定性伴侣的情况下发生。

二、按摩

（一）选穴

肾俞、腰阳关、会阳、京门、神阙、气海、关元、中极、阴陵泉、蠡沟。

（二）定位

穴位	定位
肾俞	第2腰椎棘突下，后正中线旁开1.5寸
腰阳关	在腰部，当后正中线上，第4腰椎棘突下凹陷中
会阳	在骶部，尾骨端旁开0.5寸
京门	在侧腰部，章门后1.8寸，当第12肋骨游离端的下方
神阙	在脐中部，脐中央
气海	位于体前正中线，脐下1.5寸
关元	在脐中下3寸腹中线上
中极	腹部正中线脐下4寸
阴陵泉	在小腿内侧，胫骨内侧髁下缘与胫骨内侧缘之间的凹陷中
蠡沟	内踝高点上5寸，胫骨内侧面的中央

（三）手法操作

1

背臀部按摩：点按肾俞、腰阳关、会阳穴各 3 分钟，至有酸麻感。

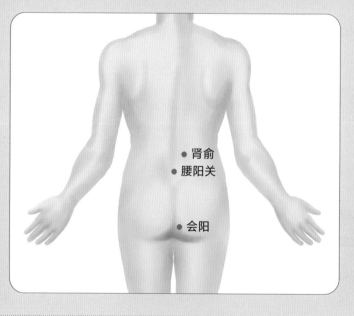

2

胸腹部按摩：点按京门、神阙、气海、关元、中极穴各 3 分钟，至有酸麻感。

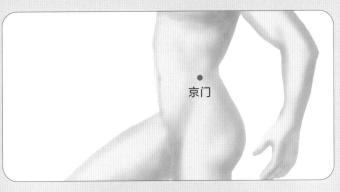

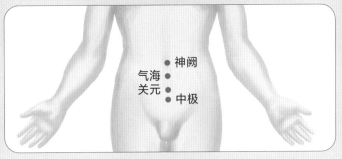

3

下肢按摩：按摩阴陵泉、蠡沟穴各 3 分钟，力度适中，至有酸麻感。

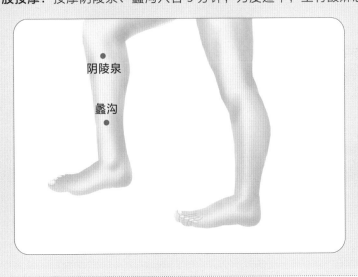

三、身心调养

1. 首先性生活时要消除顾虑，性欲低下并不意味着完全消失，暂时消失并不意味着永久消失，要能正确认识和理解这种生理变化，做好心理调节。

2. 使用脱敏治疗，对于那些解不开而造成干扰的心理困惑，有必要再三地重复提及。反复提出这一问题，可以使它对自己的影响逐步减少乃至消失。

3. 要消除压力，通过集中精力提高自身和对方的乐趣，寻找并消除性欲低下的原因。

4. 拥有良好的心态和情绪，需要畅谈内心感受，在面对医生时可自由表达心中的畏惧、愤怒、悲痛、焦虑和其他令人不适的情绪，有助于清理自己头脑中的混乱和干扰，是减弱消极影响的关键一步。

第三节 / 阳痿

阳痿又名勃起功能障碍（ED），指过去三个月中，阴茎持续不能达到和维持足够的勃起以进行满意的性交，是男性最常见的性功能障碍之一，尽管不是一种危及生命的疾病，但与患者的生活质量、性伴侣关系、家庭稳定密切相关，也是许多躯体疾病的早期预警信号。

一、表现

阳痿是男性性功能障碍的常见病症，指男性阴茎勃起功能障碍，房事困难。

二、按摩

（一）选穴

神阙、气海、关元、中极、曲骨、肾俞、命门、次髎、会阴。

（二）定位

穴位	定位
神阙	在脐中部，脐中央
气海	位于体前正中线，脐下1.5寸
关元	在脐中下3寸腹中线上
中极	腹部正中线脐下4寸
曲骨	在下腹部，当前正中线上，耻骨联合上缘的中点处
肾俞	第2腰椎棘突下，后正中线旁开1.5寸
命门	位于腰部，第2、3腰椎棘突间
次髎	位于髂后上棘与后正中线之间，适对第2骶后孔
会阴	在会阴部，男性当阴囊根部与肛门连线的中点

（三）手法操作

1 **腹部按摩：**仰卧，适当用力从关元穴推擦至曲骨穴，速度不宜过快，重复推擦 30 ~ 50 次，以局部有酸胀感为宜。点按神阙、气海、关元、中极、曲骨各半分钟，速度与力度适中。两手虎口张开，置于两侧腹股沟处（大腿根部），自侧面从上往下轻擦 30 次。

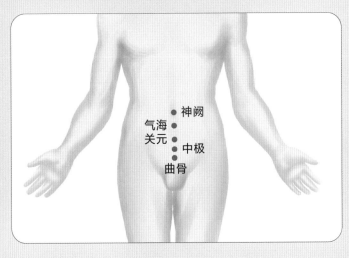

2

腰背部按摩： 点按肾俞、命门、次髎各 3 分钟；双手掌放于同侧腰部，从上向下往返摩擦 2 分钟，以深部有微热感为度。

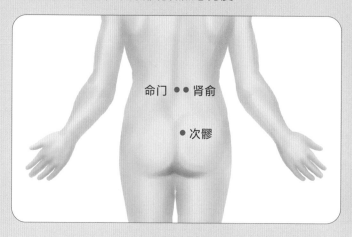

3

阴部按摩： 自行双手搓热，先用右手握住两睾丸，使右侧睾丸置于手掌心，左侧睾丸位于拇指、食指及中指螺纹面上，然后轻轻揉动 3～5 分钟。取坐位或仰卧位，张开双腿，自行用中指按揉会阴穴 2～3 分钟。

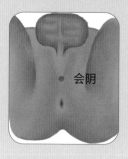

三、身心调养

1. 阳痿多数为功能性阳痿，夫妻间开展交流，妻子帮助丈夫消除心理压力，树立信心，保持精神愉快，不要有过重的心理负担，按摩术对此病疗效好。

2. 身体虚弱，过度劳累，睡眠不足都是阳痿发病因素，多参加体育锻炼，增强体质，可调整中枢神经系统的功能失衡。

3. 生活规律，节制性生活，戒除手淫。按摩期间应禁止同房，平时注意劳逸结合。夫妻分床，停止性生活一段时间，避免各种类型的性刺激，让中枢神经和性器官得到充分休息，是防治阳痿的有效措施。

4. 切勿盲目用过量的壮阳滋补之药，应找准病因再用药。有些壮阳药物不仅不能提高性功能，反而会导致其他疾病。可多吃狗肉、羊肉、羊肾等食物，因为动物内脏含有大量的性激素和肾上腺皮质激素，能增强精子活力，提高性欲；此外含有锌的食物如瘦肉、猪肝、鱼类、蛋黄等有助于提高性功能，预防阳痿。

5. 少食辛辣、油腻之品，忌烟酒。

6. 积极诊治泌尿生殖系、内分泌系的相关病变，切勿病急乱投医。

第四节 / 早泄

> 早泄是最常见的射精功能障碍，以性交之始即行排精，甚至性交前即泄精，不能进行正常性生活为主要表现。
>
> 早泄的病因不只是心理性和阴茎局部性因素，还应考虑泌尿、内分泌及神经等系统疾病因素。

一、表现

早泄的临床表现主要是射精过快。以时间为标准：从阴茎插入阴道至射精的时间，一般认为短于 2 分钟即为早泄。以抽动次数为标准：阴茎插入阴道中抽动次数少于 10～30 次为早泄。以性伴侣的反应为标准：在性活动中，如果有半数以上的性生活机会中，不能使女方达到性高潮亦可称为早泄。患者多伴有焦虑、精神抑郁、头晕、神疲乏力等症状。

二、按摩

（一）选穴

心俞、肾俞、命门、关元、气海、足三里、昆仑、涌泉。

（二）定位

穴位	定位
心俞	第5腰椎棘突下，后正中线旁开1.5寸
肾俞	第2腰椎棘突下，后正中线旁开1.5寸
命门	位于腰部，第2、3腰椎棘突间
关元	在脐中下3寸腹中线上
气海	位于体前正中线，脐下1.5寸
足三里	位于小腿外侧，犊鼻下3寸，犊鼻与解溪连线上
昆仑	在外踝后方，外踝尖与跟腱之间的凹陷处
涌泉	在足底部，蜷足时足前部凹陷处

（三）手法操作

1

背部按摩：用两手拇指按压心俞、肾俞、命门穴各 2 分钟，再顺时针方向按揉 2 分钟，然后逆时针方向按揉 2 分钟，以局部感到酸胀为佳。

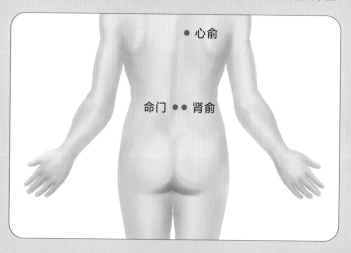

2

腹部按摩：用拇指点按关元、气海穴 3 分钟，以局部有酸胀感为宜。

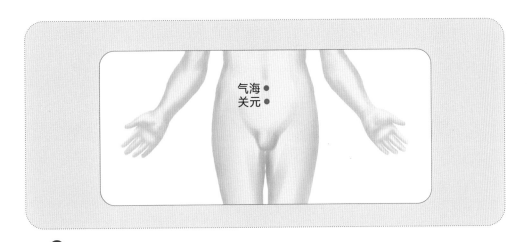

3 下肢按摩：用拇指或食指指腹按压足三里、昆仑、涌泉穴各 3 ~ 5 分钟，以有酸胀感为度。

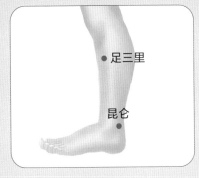

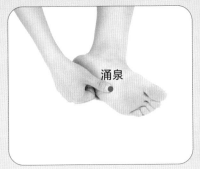

三、身心调养

1. 保持精神愉快，不要有过重的心理负担。应该避免忧虑、激动和紧张，要树立信心。

2. 夫妻之间互相体贴，开展交流，共同配合治疗，妻子尽量帮助丈夫消除心理压力。

3. 生活规律，节制性生活，戒除手淫。

4. 切勿盲目用过量的壮阳滋补之药，应找准病因再用药。可适当吃些壮阳食物，如狗肉、羊肉、麻雀、核桃等。此外，动物内脏含有大量的性激素、肾上腺皮质激素，能增强精子活力，提高性欲。

5.积极从事体育锻炼，增强体质，并且注意休息，防止过劳，调整中枢神经系统的功能失衡，如打太极拳、散步、气功等均有利于自我心身健康和精神调节。

第五节 / 遗精

遗精是指男子在青春期后不因性交或自慰而产生精液自行外泄，是由于精液存积过多而引起，是男子性成熟的一个标志。

一、表现

生理性遗精通常每月1～2次，且不伴有其他症状，对身体健康、生育及工作生活并不会产生不良影响。但若遗精次数过于频繁，且遗精后出现精神疲惫，腰膝酸软，耳鸣头晕，身体乏力等症状，则要考虑病理性因素，可能是前列腺炎或神经衰弱的临床症状。

二、按摩

（一）选穴

印堂、神庭、百会、攒竹、风池、关元、中极、肾俞、命门、足三里、三阴交、太溪。

（二）定位

穴位	定位
印堂	在人体前额部，当两眉头间连线与前正中线之交点处
神庭	前发际正中直上0.5寸
百会	后发际正中上7寸，当两耳尖直上，头顶正中
攒竹	在面部，眉头凹陷中，额切际处

续表

穴位	定位
风池	位于项部，当枕骨之下，与风府穴相平，胸锁乳突肌与斜方肌上端之间的凹陷处
关元	在脐中下3寸腹中线上
中极	腹部正中线脐下4寸
肾俞	第2腰椎棘突下，后正中线旁开1.5寸
命门	位于腰部，第2、3腰椎棘突间
足三里	位于小腿外侧，犊鼻下3寸，犊鼻与解溪连线上
三阴交	在内踝尖直上3寸，胫骨后缘
太溪	在足踝区，内踝尖与跟腱之间的凹陷处

（三）手法操作

1 **头颈部按摩：** 点按印堂、神庭、百会、攒竹、风池穴各2分钟。

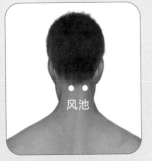
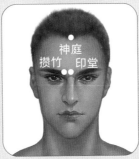
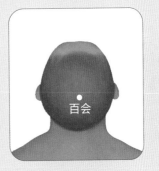

2 **腹部按摩：** 仰卧位，双手搓热后将右手大鱼际置于腹部关元、中极穴，深吸一口气，用力下压，停顿3秒，再缓缓呼气，手部也随之松力。如此重复20次。

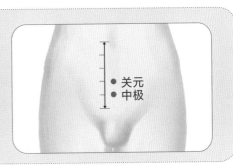

3

背部按摩：俯卧位，用双手大拇指置于腰部两侧肾俞穴，缓慢按揉 2～3 分钟，局部有酸胀感为度；将双手搓热，右手掌置于命门穴上下来回搓 20～30 次，以局部发热为度。

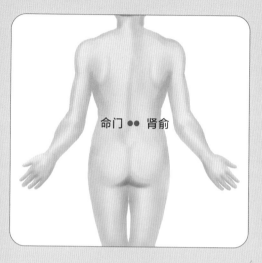

命门 ●● 肾俞

4

下肢按摩：取坐位，右手 4 指并拢置于膝下足三里，用适中的节奏与力度拍打此穴，两侧各拍打 3～5 分钟。用双手大拇指指腹各置于两侧三阴交、太溪穴按揉，时间为 2～3 分钟。

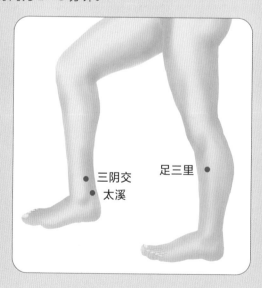

足三里 ●
● 三阴交
● 太溪

三、身心调养

1. 合理安排作息时间，不宜过劳或者过逸，要有一定的规律性。

2. 加强精神调养，排除杂念，保持心情舒畅，积极参加健康的体育活动。

3. 节制性欲，戒除频繁手淫，还要避免接触色情书刊影片，防止过度疲劳及精神紧张。

4. 睡前可用温热水洗脚，并搓揉脚底。

5. 睡眠时，养成侧卧习惯，被子不宜盖得太厚太暖，内裤不宜过紧。

6. 在饮食上需要注意少食辛辣刺激性食物及香烟、酒、咖啡。

7. 遗精多属功能性，按摩效果好；对器质性疾病引起者，应同时治疗原发病。

第六节 / 不育

> 男性不育的分类可根据生育能力分为绝对不育（无精子症）和相对不育（精子数量少或精子活力低等），按临床表现可分为原发性和继发性不育，按性器官病变部位可分为睾丸前性、睾丸性和睾丸后性。

一、表现

男性不育是指男性没有正常生育能力，正常育龄夫妇有一年以上没采取避孕措施，且有规律性生活而仍未受孕可诊为不育。男性不育症除了先天性睾丸畸形和发育不良外，外在的潜在危害是男士内裤，应多穿透风透气、散热隔离好的阴囊袋内裤，长期保持胯下干爽透气散热。

二、按摩

———————————（一）选穴 ———————————

志室、肾俞、腰眼、石门、气海、关元、蠡沟、三阴交、照海。

（二）定位

穴位	定位
志室	第2腰椎棘突下，后正中线旁开3寸
肾俞	第2腰椎棘突下，后正中线旁开1.5寸
腰眼	在腰部，当第4腰椎棘突下，后正中线旁开约3.5寸凹陷中
石门	人体的下腹部，前正中线上，当脐中下2寸
气海	位于体前正中线，脐下1.5寸
关元	在脐中下3寸腹中线上
蠡沟	内踝高点上5寸，胫骨内侧面的中央
三阴交	在内踝尖直上3寸，胫骨后缘
照海	在足内侧，内踝尖下方凹陷处

（三）手法操作

1 两手掌根紧按腰部，用力上下搓，从肋骨下缘至髂骨上端，动作要迅速有力，以局部发热为佳。

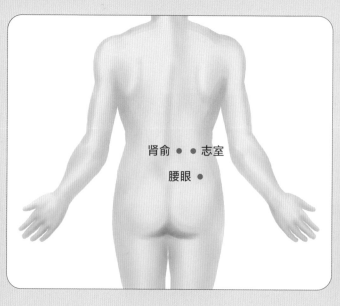

2 　　背部按摩：俯卧位，用两手拇指指腹按压志室穴 30 秒，再顺时针方向按揉 3 分钟，然后逆时针方向按揉 3 分钟，以局部感到酸胀为佳；两手握拳，用拇指掌指关节点按肾俞、腰眼穴 3 分钟，以腰部有酸胀感为宜。

3 　　腹部按摩：仰卧位，双手掌心叠加置于石门穴，顺时针按揉 2～3 分钟。点按气海、关元穴 3 分钟。

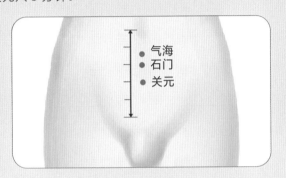

4 　　下肢按摩：食指屈曲，用凸出的关节面叩击蠡沟、三阴交、照海穴各 3 分钟左右，以有酸麻胀痛感为度。

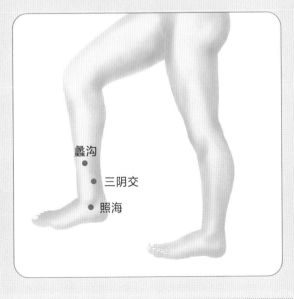

三、身心调养

1. 掌握一定的性知识，了解男性生理特征，身体有异常变化要及时诊治。

2. 合理安排作息时间，不宜过劳或者过逸，要有一定的规律性。

3. 保持心情舒畅，积极参加健康的体育活动。避免长时间骑车或久坐，局部温度过高容易杀死精子。

4. 合理使用电子产品。

5. 不要背负过重的心理负担，经常进行自我心理疏导，保持乐观开朗的生活态度。

6. 适龄生育，重视婚前体检，早发现早治疗，切勿病急乱投医。

7. 在饮食上需要注意少食辛辣刺激性食物及香烟、酒、咖啡。